国家儿童健康与疾病临床医学研究中心适宜技术推广重点项目

小儿先天性心脏病
超声七步筛查法

主 编 叶菁菁

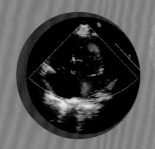
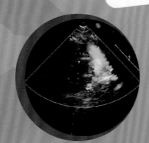
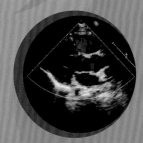

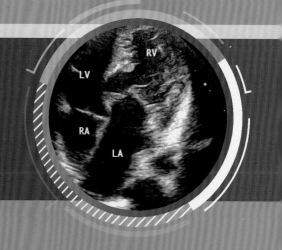

中华医学电子音像出版社
CHINESE MEDICAL MULTIMEDIA PRESS
北 京

图书在版编目（CIP）数据

小儿先天性心脏病超声七步筛查法/叶菁菁主编. —北京：中华医学电子音像
出版社，2022.7

ISBN 978-7-83005-357-4

Ⅰ.①小… Ⅱ.①叶… Ⅲ.①胎儿疾病－先天性心脏病－超声波诊断
Ⅳ.①R714.530.4

中国版本图书馆CIP数据核字（2022）第060077号

小儿先天性心脏病超声七步筛查法
XIAO'ER XIANTIANXING XINZANGBING CHAOSHENG QIBU SHAICHA FA

主　　编：叶菁菁
策划编辑：李军亮
责任编辑：周寇扣
校　　对：张娟
责任印刷：李振坤
出版发行：中华医学电子音像出版社
通信地址：北京市西城区东河沿街69号中华医学会610室
邮　　编：100052
E－Mail：cma-cmc@cma.org.cn
购书热线：010-51322677
经　　销：新华书店
印　　刷：廊坊市祥丰印刷有限公司
开　　本：787mm×1092mm　1/16
印　　张：12
字　　数：270千字
版　　次：2022年7月第1版　2023年3月第2次印刷
定　　价：158.00元

内容提要

　　《小儿先天性心脏病超声七步筛查法》是由浙江大学医学院附属儿童医院叶菁菁教授组织多位临床经验丰富的心脏超声科医师，融入自己丰富的临床经验和成果撰写而成。编者精简了心脏超声检查的切面，选用最常用于诊断先天性心脏病的7个切面，对切面的解剖、检查方法、注意事项、检查内容及小儿常见先天性心脏病的超声表现等进行了详细地讲解。全书的图片、动态图及短视频均来自于临床典型、真实病例。

　　本书实用性强，讲解专业、详细，通过学习，可以让具有心脏超声检查技术的医师筛查小儿先天性心脏病的能力得到提升。同时，亦有助于不具有心脏超声检查技术的超声医师和儿科医师学习先天性心脏病的超声筛查技术。

编委会

主编简介

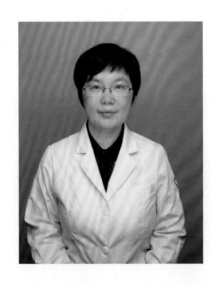

    叶菁菁，博士研究生，主任医师，浙江大学医学院附属儿童医院特检科主任、心脏中心副主任。亚太基层卫生协会超声医学分会儿科超声专业委员会副主任委员；中国医药教育协会超声医学专业委员会儿童超声学组副主任委员；中国超声医学工程学会第一届儿科超声专业委员会常务委员；浙江省超声医学分会常务委员、儿科学组组长；浙江省数理医学学会超声专业委员会常务委员、儿科学组组长。以第一作者或通讯作者发表论文36篇，其中SCI期刊收录10篇。申请专利2项，作为副主编编写著作2部。主持并完成浙江省多项科研课题，国家重点研发项目子课题负责人，国家科技支撑计划主要课题成员。

    研究方向主要包括复杂先天性心脏病的超声诊断，小儿超声造影，先天性心脏病筛查，人工智能听诊器研究等。

序

　　我国先天性心脏病的总体患病率约为8.98‰。先天性心脏病是先天性畸形中常见的病因，也是导致新生儿、婴儿及5岁以下儿童死亡的主要原因之一。其中约30%为危重型先天性心脏病，即在婴幼儿期可导致死亡或要求侵入性手术治疗。危急重症先天性心脏病漏诊的后果极其严重，如未能早期发现和治疗，大部分患儿在婴儿期因严重缺氧、心力衰竭、肺炎等严重并发症而死亡，幸存患儿的生活质量也会受到较大影响。先天性心脏病患者极少部分可以自然愈合，大部分在早期诊断并经及时手术治疗后，同样可以获得痊愈。因此，开展先天性心脏病的早期筛诊，对危、急重症先天性心脏病患儿进行规范化治疗是提高新生儿期心脏急诊手术成功率和降低婴幼儿死亡率的关键。

　　超声心动图检查是诊断先天性心脏病的重要手段。由于我国人口基数庞大，不同省份、不同区域，不同级别医院医疗水平的差异巨大，同时先天性心脏病超声心动图检查技术缺乏规范化和标准化的流程，因而患者群体的选择性就医给当前医疗体系造成巨大的挑战。三节段分析法是诊断先天性心脏病结构畸形经典的超声检查方法，但对非心脏超声专业医师来说，该检查方法掌握困难且检查时间较长，不利于当前中国小儿心脏超声医师的大范围、快速培养。同时，我国小儿先天性心脏病病例数量巨大，专业儿童医院负担着巨量的超声诊断压力，而基层医院的医疗资源却大量空置，医疗均质化推进困难重重，这不仅导致患儿在不同机构预约等待超声检查时间延长，造成诊断和治疗延误，而且也导致医疗资源和医保资金的巨大浪费。一个基层超声医师要熟练、规范掌握小儿超声心动图检查诊断技术，需要在专业儿童医院接受6个月的超声技术培训，但回到基层工作岗位后，又因没有实际训练而荒废，不仅造成超声医学专业人才短缺，而且使大部分基层医院无法有效地开展小儿超声心动图检查。因此，开展先天性心脏病规范化筛查技术的研究，对推进简单、有效的小儿心脏超声筛查技术的普及应用，加快基层医院小儿超声心动图技术的规范化培训，整体提高小儿超声心动图检查水平，减少检查时间和重复性检查，促进医保资金的合理利用，推动先天性心脏病防控工作，以及促进分级诊疗模式下儿童先天性心脏病防控体系建设非常必要。

《小儿先天性心脏病超声七步筛查法》精简了心脏超声检查的切面，选用最常用的7个切面即可满足绝大部分先天性心脏病的诊断要求。该方法选择切面少、检查简单，有利广大基层医院非小儿心脏超声医师在较短时间内掌握，适合对新生儿大面积、大范围地快速筛查。我们在多年的临床经验基础上，在"浙江省政府为民办实事项目"之一——加强出生缺陷防治工作的推动下，对筛查可疑阳性患儿开展心脏超声检查，并在浙江省对11个地、市进行了小儿先天性心脏病超声七步筛查法的培训和推广，均得到很好的普及和效果。

本书对7个切面的检查方法、注意事项、检查内容及常见疾病进行详细地讲解，使具有心脏超声技术的医师能快速掌握，而无心脏超声技术的超声医师、儿科医师在进行短期培训以后，也能对先天性心脏病进行筛查，从而在基层实现对先天性心脏病的筛查，尽早发现先天性心脏病患者，使需要转诊治疗的患儿尽早转至小儿心脏中心进行规范诊疗，有利于分级诊疗的精准实施，降低我国先天性心脏病婴幼儿的死亡率。

中华医学会小儿外科学分会副主任委员

浙江大学医学院附属儿童医院党委书记

舒 强

2022年1月

前　言

　　在先天性畸形中，先天性心脏病是常见的病因之一，且大部分先天性心脏病患儿通过尽早诊断和及时手术治疗，同样可以正常的生活。新生儿先天性心脏病筛查是浙江省"2019年度出生缺陷防治民生实事项目"的重要内容之一。超声心动图检查是诊断先天性心脏病的金标准，由于我国人口基数庞大，开展先天性心脏病规范化筛查技术的研究，推进简单、有效的小儿心脏超声筛查技术的普及和应用，对分级诊疗模式下儿童先天性心脏病的防控非常重要。基于此，编委们对多年的临床经验进行总结，编写了《小儿先天性心脏病超声七步筛查法》。全书共2章，包括胸骨旁切面、剑突下切面、胸骨上切面的解剖、扫查方法与疾病解读，并详细叙述了采用"七步筛查法"检查小儿常见心脏疾病的超声表现。

　　在编写过程中，力图保持全书的系统性和临床的实用性，收集的病例经典，且均为临床真实的病例图片，内容简单易懂，适合广大基层超声医学专业人员学习和临床应用。如有谬误之处，敬请广大读者批评指正。

　　本书在编写过程中得到许多专家的指导，特此表示感谢！

叶菁菁

2022年1月

目　录

第一章　小儿先天性心脏病超声七步筛查法各切面解剖、扫查方法
　　　　及相关疾病解读···1

第一节　胸骨旁左心室长轴切面···1

第二节　胸骨旁大动脉短轴切面···13

第三节　胸骨旁四腔心切面···19

第四节　胸骨旁五腔心切面···25

第五节　剑突下四腔心切面···30

第六节　剑突下两房心切面···34

第七节　胸骨上主动脉弓长轴切面·····································38

第二章　小儿先天性心脏病超声七步筛查法的临床应用·········43

第一节　房间隔缺损···43

第二节　室间隔缺损···60

第三节　肺动脉狭窄···77

第四节　动脉导管未闭···87

第五节　法洛四联症···100

第六节　完全性大动脉转位···115

第七节　肺动脉闭锁···125

第八节　完全性肺静脉异位引流···133

第九节　主动脉弓缩窄···146

第十节　川崎病···163

参考文献···175

彩图···176

第一章

小儿先天性心脏病超声七步筛查法各切面解剖、扫查方法及相关疾病解读

第一节

胸骨旁左心室长轴切面

一、切面解剖

胸骨旁左心室长轴切面显示的解剖结构包括右心室前壁、右心室、室间隔、左心室、左心室流出道、主动脉右冠瓣和无冠瓣、右冠状动脉开口、升主动脉、二尖瓣前后叶和乳头肌、左心室后壁、冠状静脉窦、左心房（图1-1-1）。

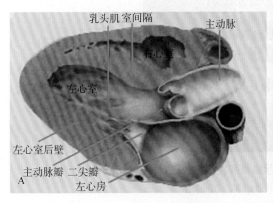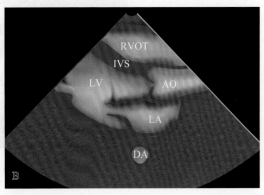

图 1-1-1　胸骨旁左心室长轴切面

注：A. 胸骨旁左心室长轴切面解剖示意图；B. 胸骨旁左心室长轴切面结构示意图；RVOT. 右心室流出道；IVS. 室间隔；LV. 左心室；AO. 主动脉；LA. 左心房；DA. 降主动脉

二、扫查方法

1. 扫查步骤 将探头置于患儿胸骨左缘第3～4肋间，距胸骨旁1 cm左右，垂直于胸部体表，探头标记朝向患儿右肩（图1-1-2），即可获得胸骨旁左心室长轴切面图像（图1-1-3）。

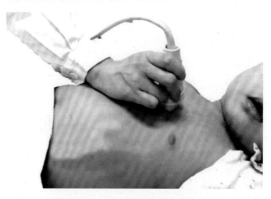

图1-1-2 胸骨旁左心室长轴切面超声扫查操作示意图

注：探头置于胸骨左缘第3～4肋间，垂直于胸部体表探头标记并朝向右肩

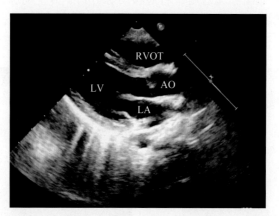

图1-1-3 超声心动图显示胸骨旁左心室长轴切面

注：RVOT. 右心室流出道；LV. 左心室；AO. 主动脉；LA. 左心房

2. 注意事项 检查瘦长体型患儿时，应略顺时针转动探头；检查矮胖体型患儿时，应略逆时针转动探头。显示左心室长轴切面时，必须将升主动脉打平直，使之清楚地显示主动脉瓣、窦部、窦管交界处和升主动脉近段，以及二尖瓣、乳头肌的情况。

3. 检查内容 胸骨旁左心室长轴切面是M型超声心动图测量心功能的切面。运用M型超声心动图获取主动脉瓣曲线（图1-1-4），二尖瓣曲线（图1-1-5），左心室波群（图1-1-6），

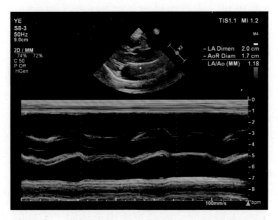

图 1-1-4　M 型超声心动图获取的主动脉瓣曲线

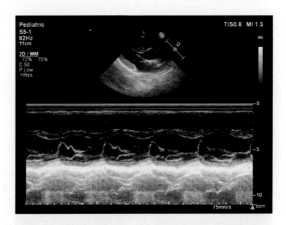

图 1-1-5　M 型超声心动图获取的二尖瓣曲线

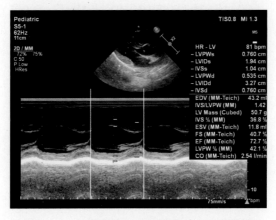

图 1-1-6　M 型超声心动图获取的左心室波群

可测量舒张末期主动脉内径，收缩末期左心房内径，室间隔（舒张末期）厚度、左心室舒张末期内径、左心室收缩末期内径、左心室后壁（舒张末期）厚度，获得左心室收缩功能射血分数。

左心室长轴切面可观察右心室前壁、室间隔，左心室后壁的厚度、回声及运动；左、右心室及左心房大小，有无占位性病变；二尖瓣、乳头肌腱索回声及活动情况；主动脉瓣（右冠瓣、无冠瓣）形态及活动情况；主动脉瓣上、瓣下有无异常；左心房、左心室、主动脉连接关系；还可检查右冠状动脉、冠状静脉窦是否异常。

三、相关疾病解读

胸骨旁左心室长轴切面不仅是"小儿先天性心脏病超声七步筛查法"（以下简称"七步法"）的第一步，也是诊断二尖瓣病变、左心室流出道梗阻、室间隔缺损等疾病的重要切面。

1. **心内膜弹力纤维增生症** 胸骨旁左心室长轴切面彩色多普勒超声显示，左心室明显增大，呈现大心腔小瓣口改变，心内膜回声增厚增强（图 1-1-7）。

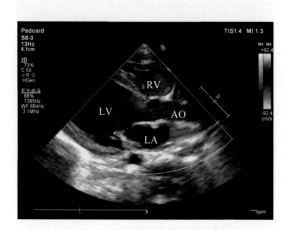

图 1-1-7 心内膜弹力纤维增生症
注：RV. 右心室；LV. 左心室；AO. 主动脉；LA. 左心房

2. 房间隔缺损　胸骨旁左心室长轴切面二维超声显示，右心室增大，冠状静脉窦增宽（图1-1-8）。

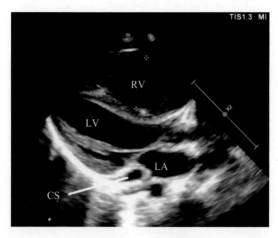

图1-1-8　房间隔缺损

注：RV. 右心室；LV. 左心室；LA. 左心房；CS. 冠状静脉窦

3. 完全性肺静脉异位引流　胸骨旁左心室长轴切面二维超声显示，右心室明显扩大，右心室壁增厚，室间隔凸向左心室（图1-1-9）。

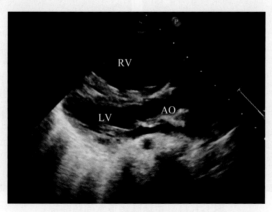

图1-1-9　完全性肺静脉异位引流

注：RV. 右心室；LV. 左心室；AO. 主动脉

4. **心肌炎** 胸骨旁左心室长轴切面二维超声显示，右心室前壁前方、左心室后壁后方心包内无回声暗区，室间隔及左心室后壁增厚（1-1-10）。

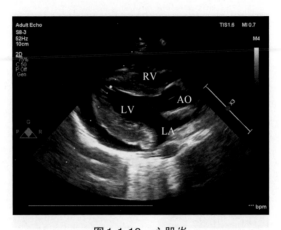

图1-1-10 心肌炎

注：RV. 右心室；LV. 左心室；AO. 主动脉；LA. 左心房

5. **主动脉瓣下室间隔缺损** 胸骨旁左心室长轴切面二维超声显示，室间隔缺损位于主动脉瓣下，彩色多普勒超声显示，五彩镶嵌血流信号从左心室入右心室（图1-1-11）。

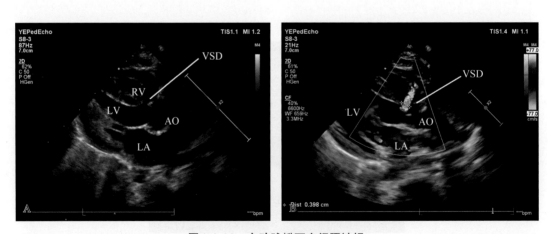

图1-1-11 主动脉瓣下室间隔缺损

注：A. 胸骨旁左心室长轴切面二维超声；B. 胸骨旁左心室长轴切面彩色多普勒超声；RV. 右心室；LV. 左心室；AO. 主动脉；LA. 左心房；VSD. 室间隔缺损

6. 法洛四联症　胸骨旁左心室长轴切面二维超声显示，干下型室间隔缺损，主动脉骑跨于室间隔上约30%，右心室壁增厚（图1-1-12）。

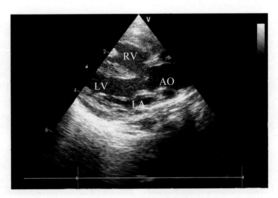

图1-1-12　法洛四联症
注：RV. 右心室；LV. 左心室；AO. 主动脉；LA. 左心房

7. 主动脉瓣下狭窄　胸骨旁左心室长轴切面二维超声显示，距离主动脉右冠瓣下约5 mm处左心室流出道内长约5 mm的膜状回声。彩色多普勒超声显示，左心室流出道五彩镶嵌血流束（图1-1-13）。

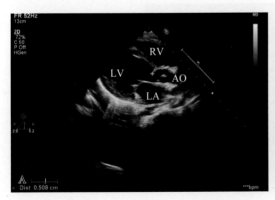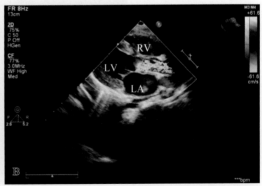

图1-1-13　主动脉瓣下狭窄
注：A. 胸骨旁左心室长轴切面二维超声；B. 胸骨旁左心室长轴彩色多普勒超声；RV. 右心室；LV. 左心室；AO. 主动脉；LA. 左心房

8. 主动脉瓣上狭窄　胸骨旁左心室长轴切面彩色多普勒超声显示，主动脉瓣上束腰状缩窄（图1-1-14A）；彩色多普勒超声显示，主动脉瓣上五彩镶嵌血流束（图1-1-14B）。

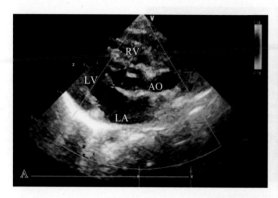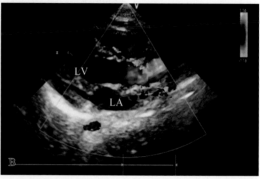

图 1-1-14　主动脉瓣上狭窄

注：A～B. 胸骨旁左心室长轴切面彩色多普勒超声；RV. 右心室；LV. 左心室；AO. 主动脉；LA. 左心房

9. 主动脉瓣狭窄　胸骨旁左心室长轴切面二维超声显示，主动脉瓣回声增强，开放受限（图1-1-15）。

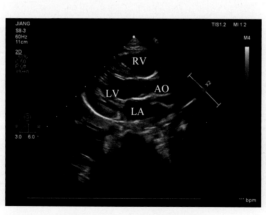

图 1-1-15　主动脉瓣狭窄

注：RV. 右心室；LV. 左心室；AO. 主动脉；LA. 左心房

10. 感染性心内膜炎　胸骨旁左心室长轴切面二维超声显示，主动脉瓣上强回声赘生物（图1-1-16）。

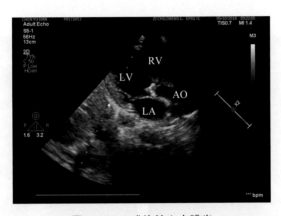

图1-1-16　感染性心内膜炎
注：RV. 右心室；LV. 左心室；AO. 主动脉；LA. 左心房

11. 肥厚型心肌病　胸骨旁左心室长轴切面二维超声显示，室间隔及左心室后壁明显肥厚（图1-1-17）。

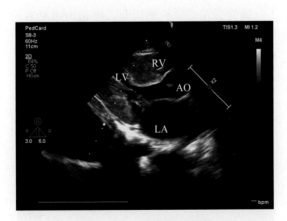

图1-1-17　肥厚型心肌病
注：RV. 右心室；LV. 左心室；AO. 主动脉；LA. 左心房

12. 二尖瓣狭窄   胸骨旁左心室长轴切面二维超声显示二尖瓣瓣叶回声增强、增厚；彩色多普勒超声显示，舒张期红色为主五彩血流束自左心房经狭窄的二尖瓣口射向左心室（图1-1-18）。

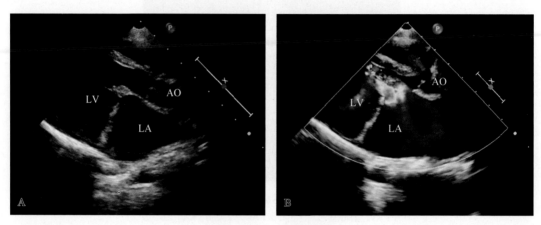

图1-1-18　二尖瓣狭窄

注：A. 胸骨旁左心室长轴切面二维超声；B. 胸骨旁左心室长轴切面彩色多普勒超声；LV. 左心室；AO. 主动脉；LA. 左心房

13. 右冠状动脉扩张   胸骨旁左心室长轴切面二维超声可见右冠状动脉扩张，冠状动脉内见强回声血栓填充（图1-1-19白色箭头所指）。

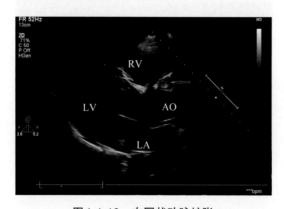

图1-1-19　右冠状动脉扩张

注：RV. 右心室；LV. 左心室；AO. 主动脉；LA. 左心房

14. 右肺动脉起源异常　胸骨旁左心室长轴切面二维超声显示右肺动脉起源于升主动脉（图1-1-20）。

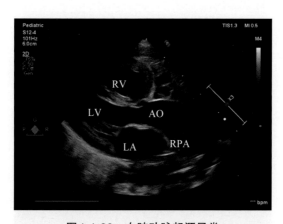

图1-1-20　右肺动脉起源异常

注：RV. 右心室；LV. 左心室；AO. 主动脉；LA.
左心房；RPA.右肺动脉

15. 完全性大动脉转位　胸骨旁左心室长轴切面二维超声显示，2条大动脉前、后平行发出，前方动脉为主动脉，发自前方的右心室；后方动脉为肺动脉，可见左、右肺动脉分叉，发自后方的左心室（图1-1-21）。

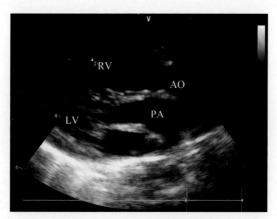

图1-1- 21　完全性大动脉转位

注：RV. 右心室；LV. 左心室；AO. 主动脉；PA.肺动脉

16. 右心室双出口（陶-宾综合征） 胸骨旁左心室长轴切面二维超声可见2支平行血管，主动脉发自前方右心室，肺动脉骑跨于室间隔上，大部分发自右心室，主动脉和肺动脉间可见圆锥组织（图1-1-22）。

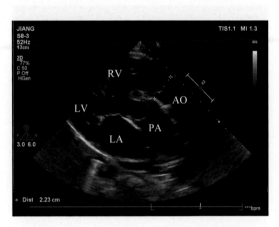

图1-1-22 右心室双出口（陶-宾综合征）

注：RV. 右心室；LV. 左心室；PA. 肺动脉；AO. 主动脉；LA.左心房

（钱晶晶 叶菁菁）

第二节

胸骨旁大动脉短轴切面

一、切面解剖

超声心动图在胸骨旁大动脉短轴切面可观察的结构有：左心房、右心房、右心室流出道、肺动脉、肺动脉瓣、主动脉瓣、三尖瓣及冠状动脉等（图1-2-1）。

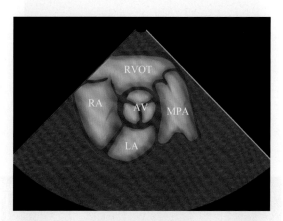

图1-2-1　胸骨旁大动脉短轴切面结构示意图

注：RVOT. 右心室流出道；RA. 右心房；AV. 主动脉瓣；LA. 左心房；MPA. 主肺动脉

二、扫查方法

1. **扫查步骤**　将探头置于胸骨左缘第2、3肋间，在获取标准胸骨旁左心室长轴切面的基础上，将探头顺时针旋转90°，与左心室长轴垂直，可获得胸骨旁大动脉短轴切面（图1-2-2）。

2. **注意事项**　获取胸骨旁大动脉短轴切面时，应注意：①中央为主动脉横断面，可观察主动脉瓣的结构及形态，同时也可观察主动脉窦的形态；②在主动脉短轴时钟3点钟左右方向可观察左冠状动脉，时钟10—11点钟方向可见右冠状动脉；③右心室流出道位于主动脉的右前方，声束稍转向左即可观察到肺动脉、肺动脉瓣及左肺动脉、右肺动脉；④右心室流出道与主动脉间为室间隔，房间隔位于主动脉右后方，左心房位于主动脉后方，右心房位于右侧。右心房与右心室之间可见三尖瓣（图1-2-3）。

3. **检查内容**　主动脉和肺动脉的位置关系，室间隔、房间隔及主-肺动脉间隔的完整性，右心室流入道和流出道情况，肺动脉、肺动脉分支及流速，有无动脉导管未闭；冠状动脉的起源、内径及走行；主动脉瓣、肺动脉瓣、三尖瓣的形态、运动及病变等。

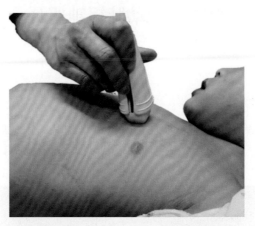

图1-2-2　胸骨旁大动脉短轴切面超声扫查操作示意图

注：将探头置于胸骨左缘第2、3肋间，探头顺时针旋转90°，与右心室长轴示直

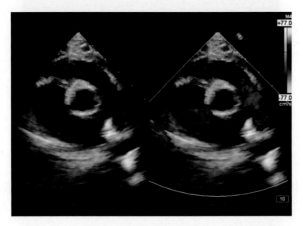

图1-2-3　超声心动图显示胸骨旁大动脉短轴切面

三、相关疾病解读

　　胸骨旁大动脉短轴切面是"七步法"中第二步，熟练掌握该切面可以筛查出小儿先天性心脏病的诸多疾病，例如，室间隔缺损（包括缺损部位）、右心室流出道狭窄，肺动脉或肺

动脉瓣狭窄、主动脉瓣狭窄、动脉导管未闭、主-肺动脉窗、冠状动脉相关疾病等。因此该切面也是小儿先天性心脏病筛查中必不可少的一步。

1. 室间隔缺损　胸骨旁大动脉短轴切面二维超声显示膜周部室间隔缺损（ventricular septal defect，VSD）（图1-2-4）。

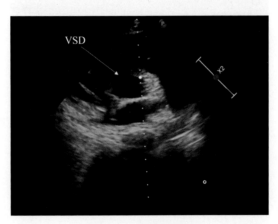

图1-2-4　室间隔缺损

注：VSD. 室间隔缺损

2. 右心室流出道狭窄（肌性）　胸骨旁大动脉短轴切面二维超声及彩色多普勒超声显示，圆锥隔前移、右心室流出道狭窄（图1-2-5）。

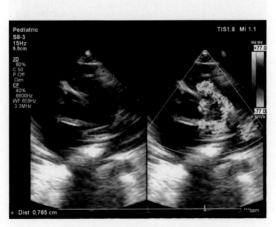

图1-2-5　右心室流出道狭窄（肌性）

注：左侧图为二维超声，右侧图为彩色多普勒超声

3. 右心室流出道狭窄（膜性） 胸骨旁大动脉短轴切面二维超声显示，肺动脉瓣下 8 mm 处右心室流出道膜状狭窄（图 1-2-6）。

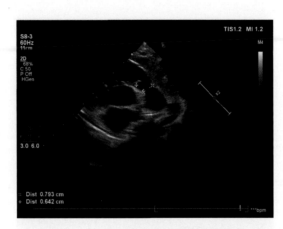

图 1-2-6　右心室流出道狭窄（膜性）

4. 动脉导管未闭 胸骨旁大动脉短轴切面超声显示，肺动脉远端直径约 4.2 mm 的动脉导管未闭，彩色多普勒可见动脉导管内红色分流束（图 1-2-7）。

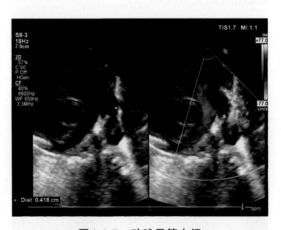

图 1-2-7　动脉导管未闭

注：左侧图为二维超声；右侧图为彩色多普勒超声

5. 主-肺动脉间隔缺损　胸骨旁大动脉短轴切面二维超声显示宽约5.4 mm的主-肺动脉间隔缺损（图1-2-8）。

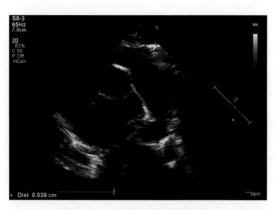

图1-2-8　主-肺动脉间隔缺损

6. 冠状动脉扩张　胸骨旁大动脉短轴切面二维超声显示左、右冠状动脉，其中左冠状动脉主干稍扩张（图1-2-9）。

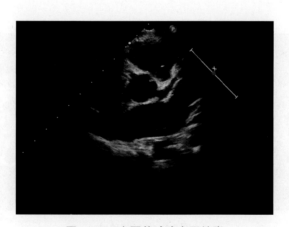

图1-2-9　左冠状动脉主干扩张

7. 右肺动脉缺如 胸骨旁大动脉短轴切面二维超声显示，肺动脉分叉缺失，右肺动脉缺如（图1-2-10）。

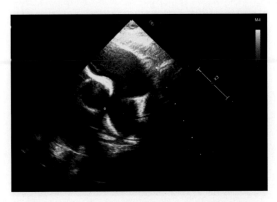

图1-2-10 肺动脉分叉缺失，右肺动脉缺如

8. 肺动脉吊带 胸骨旁大动脉短轴切面彩色多普勒超声显示，正常肺动脉分叉缺失，左肺动脉起源于右肺动脉（图1-2-11A）；胸部CT显示，左肺动脉起源于右肺动脉，压迫支气管（图1-2-11B）。

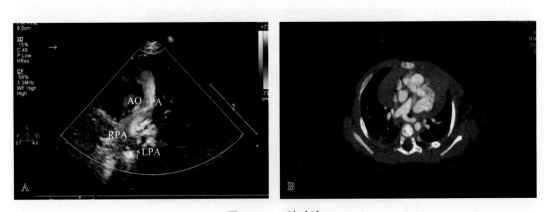

图1-2-11 肺动脉

注：A. 胸骨旁大动脉短轴切面彩色多普勒超声；B. 胸部CT；AO. 主动脉；PA. 肺动脉；RPA. 右肺动脉；LPA. 左肺动脉

（傅行鹏 李晓英）

第三节

胸骨旁四腔心切面

一、切面解剖

胸骨旁四腔心切面显示的解剖结构，包括左心房、右心房、房间隔、左心室、右心室、室间隔、二尖瓣器、三尖瓣器、心室壁、肺静脉，还可显示胸主动脉（图1-3-1）。

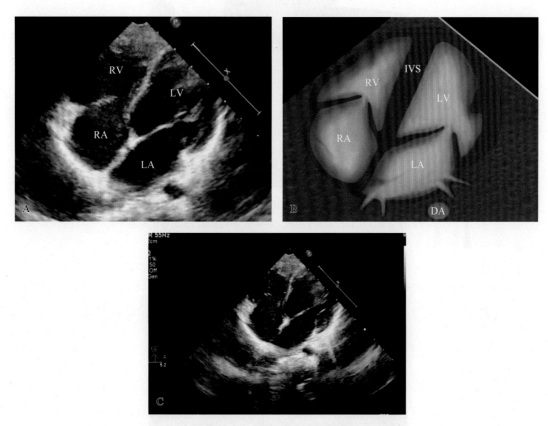

图1-3-1　胸骨旁四腔心切面

注：A、C. 胸骨旁四腔心切面二维超声图；B. 胸骨旁四腔心切面结构示意图；RV. 右心室；LV. 左心室；RA. 右心房；LA. 左心房；IVS. 室间隔；DA. 降主动脉

二、扫查方法

1. 扫查步骤 将探头置于胸骨左缘第4肋间，声束略偏上倾斜，探头标记朝左（图1-3-2），即可获得胸骨旁四腔心切面（图1-3-3）。

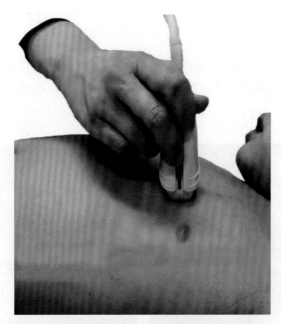

图1-3-2 胸骨旁四腔心切面超声扫查操作示意图
注：探头置于胸骨左缘第4肋间，声束略偏上倾斜，探头标记朝左

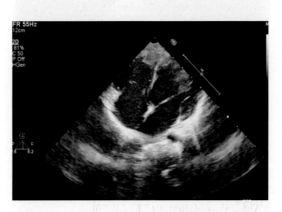

图1-3-3 超声心动图显示胸骨旁四腔心切面

2. 注意事项　心尖四腔心切面超声声束与室间隔、房间隔平行，易造成回声失落，不利于先天性心脏病的筛查。胸骨旁四腔心切面，注意检查时超声声束与室间隔及房间隔须呈一定角度。检查中探头稍微上、下晃动，以避免心腔内及肌部较小异常的漏诊。必要时将彩色多普勒超声增益降低，以显示心肌部低速分流。探头后压，可显示冠状静脉窦。

胸骨旁四腔心切面不能显示心脏的心尖部分，如果需要检查心尖情况，需在胸骨旁左心室长轴切面向左下移动探头观察，或者在剑突下四腔心切面观察。当高度怀疑心尖部分异常时，需加做心尖四腔心切面，即将探头移至心尖位置。

3. 检查内容　检查心室壁和室间隔厚度、回声及运动，房室腔大小，房间隔及室间隔完整性，二尖瓣、三尖瓣运动及器质性病变；左心室、右心室流入道情况；房、室连接关系；肺静脉汇入及流速，心功能评价。

三、相关疾病解读

胸骨旁四腔心切面是"七步法"中的第三步，是诊断房室连接不一致，二尖瓣病变、三尖瓣病变，房室间隔缺损及心房、肺静脉病变等疾病的重要切面。

1. 室间隔缺损　胸骨旁四腔心切面二维超声显示室间隔缺损及膜状瘤形成（图1-3-4）。

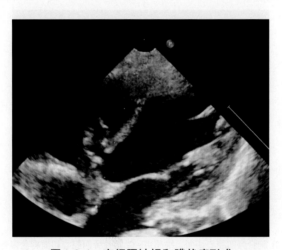

图1-3-4　室间隔缺损和膜状瘤形成

2. 房间隔缺损 胸骨旁四腔心切面二维超声显示，房间隔缺损（继发孔）（图1-3-5A 箭头所示）；胸骨旁四腔心切面二维超声显示，部分性房室共同通道中房间隔缺损（原发孔，图1-3-5B箭头所示）；胸骨旁四腔心切面彩色多普勒超声显示，房间隔缺损患儿，右心房、右心室增大，过三尖瓣血容量增多（图1-3-5C）。

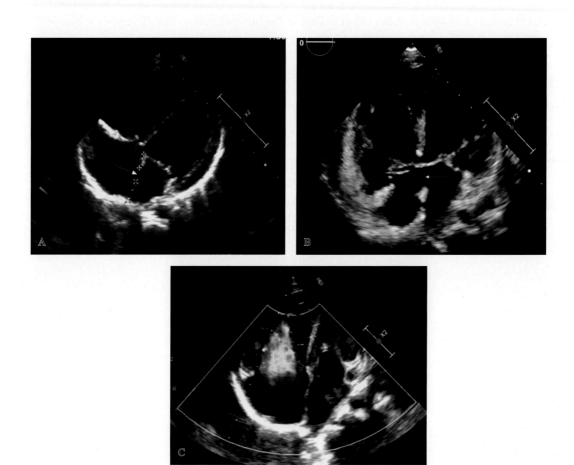

图1-3-5 房间隔缺损

注：A、B.胸骨旁四腔心切面二维超声；C.胸骨旁四腔心切面彩色多普勒超声

3. 肌部室间隔缺损　胸骨旁四腔心切面超声显示，室间隔肌部回声失落伴彩色分流束（图1-3-6）。

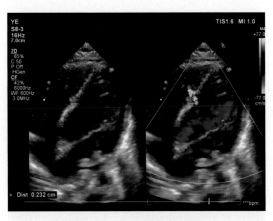

图1-3-6　肌部室间隔缺损

注：左侧图为二维超声，右侧图为彩色多普勒超声

4. 三尖瓣下移畸形（埃布斯坦综合征）　胸骨旁四腔心切面二维超声显示，三尖瓣隔瓣下移合并肌部室间隔缺损（图1-3-7）。

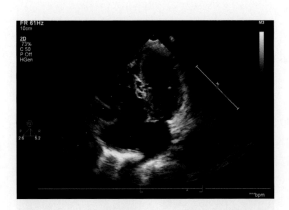

图1-3-7　三尖瓣隔瓣下移合并肌部室间隔缺损

5. 矫正性大动脉转位 胸骨旁四腔心切面二维超声显示，矫正性大动脉转位时心房正位，心室反位，房室连接不一致（图1-3-8）。

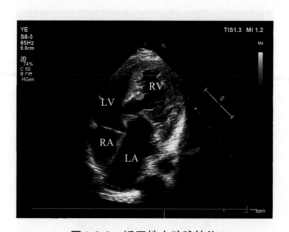

图1-3-8 矫正性大动脉转位

注: LV. 左心室；RA. 右心房；LA. 左心房；RV. 右心室

6. 完全性肺静脉异位引流 胸骨旁四腔心切面二维超声显示，完全性肺静脉异位引流时左心房、左心室偏小，4支肺静脉汇合成一总干，不汇入左心房，合并继发孔型房间隔缺损（图1-3-9）。

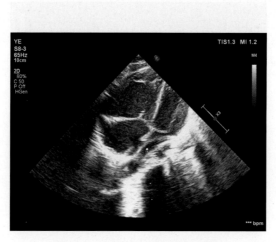

图1-3-9 完全性肺静脉异位引流

（杨秀珍　陈家嘉）

第四节

胸骨旁五腔心切面

一、切面解剖

超声心动图在胸骨旁五腔心切面可以观察的结构：左、右心室及室间隔，左心房，二尖瓣，左心室流出道，主动脉瓣及升主动脉等（图1-4-1）。

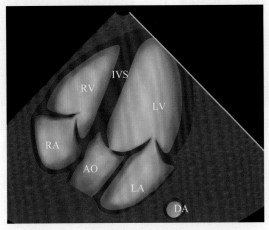

图1-4-1　胸骨旁五腔心切面结构示意图
注：RV. 右心室；RA. 右心房；AO. 主动脉；LA.
左心房；LV. 左心室；DA. 降主动脉；IVS. 室间隔

二、扫查方法

1. 扫查步骤　将探头置于胸骨左缘第3、4肋间，在获取标准胸骨旁四腔切面基础上将探头稍向上倾斜至十字交叉结构消失（图1-4-2），由左心室流出道和主动脉瓣代替，即可获得胸骨旁五腔心切面（图1-4-3）。

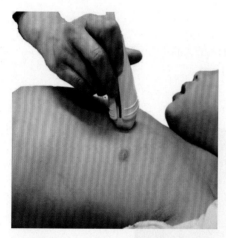

图1-4-2　胸骨旁五腔心切面扫查操作示意图

注：将探头置于胸骨左缘第3、4肋间，在获取标准胸骨旁四腔切面基础上将探头倾斜至十字交叉结构消失

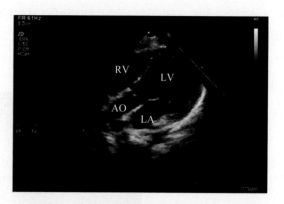

图1-4-3　超声心动图显示胸骨旁五腔心切面

注：RV. 右心室；AO. 主动脉；LA. 左心房；LV. 左心室

2. 注意事项　须清楚显示室间隔、左心室流出道、主动脉瓣及主动脉瓣上升主动脉、二尖瓣。若主动脉瓣上显示效果欠佳，可微调探头位置或探头倾斜角度。若室间隔心尖部显示效果欠佳，可将探头向心尖移动。

3. 检查内容　室间隔完整性、运动、回声及厚度；二尖瓣、主动脉瓣、主动脉瓣上、瓣下病变；左心房、左心室有无异常回声、左心室流出道有无梗阻。

三、相关疾病解读

胸骨旁五腔心切面是"七步法"中第四步，是诊断主动脉瓣上、瓣下及主动脉瓣病变，高位室间隔缺损等疾病的重要切面。

1. 高位室间隔缺损　胸骨旁五腔心切面二维超声显示高位室间隔缺损（图 1-4-4A）。胸骨旁五腔心切面彩色多普勒超声显示高位室间隔缺损五彩分流束（图 1-4-4B）。

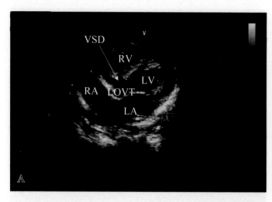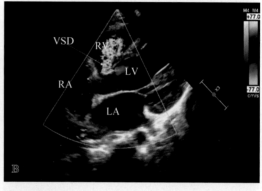

图 1-4-4　高位室间隔缺损

注：A.胸骨旁五腔心切面二维超声；B.胸骨旁五腔心切面彩色多普勒超声；VSD. 室间隔缺损；RA. 右心房；RV. 右心室；LA. 左心房；LV. 左心室；LOVT. 左心室流出道

2. 主动脉瓣下狭窄　胸骨旁五腔心切面二维超声显示主动脉瓣下左心室流出道内膜状突起（图 1-4-5A）。胸骨旁五腔心切面彩色多普勒超声显示左心室流出道内五彩高速血流束（图 1-4-5B）。

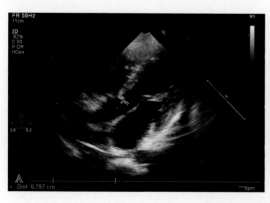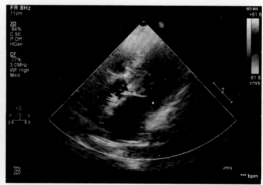

图 1-4-5　主动脉瓣下狭窄

注：A. 胸骨旁五腔心切面二维超声；B. 胸骨旁五腔心切面彩色多普勒超声显示左心室流出道内五彩高速血流束

3. 主动脉瓣狭窄 胸骨旁五腔心切面二维超声显示，主动脉瓣增厚、狭窄（图1-4-6A）。胸骨旁五腔心切面彩色多普勒超声显示，主动脉瓣上五彩血流束（图1-4-6B）。

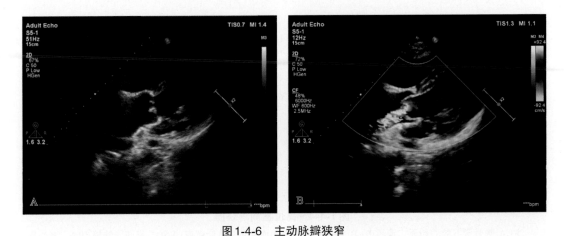

图1-4-6 主动脉瓣狭窄

注：A. 胸骨旁五腔心切面二维超声；B. 胸骨旁五腔心切面彩色多普勒超声显示主动脉瓣狭窄及瓣上五彩血流束

4. 主动脉瓣上狭窄 胸骨旁五腔心切面二维超声显示，主动脉瓣上壶腹状狭窄（图1-4-7A）。胸骨旁五腔心切面彩色多普勒超声显示，主动脉瓣上壶腹部五彩血流束（图1-4-7B）。

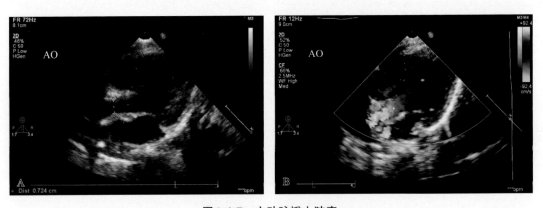

图1-4-7 主动脉瓣上狭窄

注：A. 胸骨旁五腔心切面二维超声；B. 胸骨旁五腔心切面彩色多普勒超声

5. 左心发育不良　胸骨旁五腔心切面二维超声显示，二尖瓣狭窄、左心室偏小、左心室流出道狭窄、主动脉瓣增厚开放受限，提示左心发育不良可能（图1-4-8）。

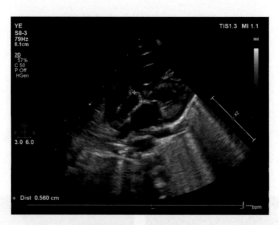

图1-4-8　左心发育不良

6. 三房心　胸骨旁五腔心切面二维超声显示左心房中部有横膈样回声（图1-4-9A），胸骨旁五腔心切面彩色多普勒超声显示，左心房横膈样回声失落处红色分流，提示三房心（图1-4-9B）。

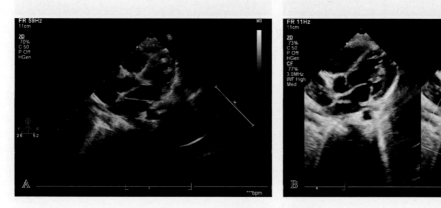

图1-4-9　三心房
注：A. 胸骨旁五腔心切面二维超声；B. 胸骨旁五腔心切面彩色多普勒超声

（赵　镭　叶菁菁）

第五节

剑突下四腔心切面

一、切面解剖

超声心动图在剑突下四腔心切面可显示的解剖结构包括：房间隔、室间隔、二尖瓣、三尖瓣，左心室流入道、右心室流入道、肺静脉（图1-5-1）。

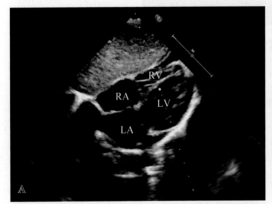
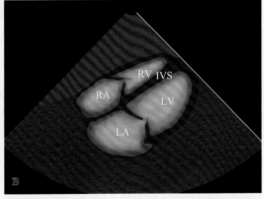

图1-5-1 剑突下四腔心切面

注：A. 剑突下四腔心切面二维超声；B. 剑突下四腔心切面结构示意图；RA. 右心房；RV. 右心室；LV. 左心室；LA. 左心房；IVS. 室间隔

二、扫查方法

1. 扫查步骤 将探头置于剑突下，声束指向后上稍偏左倾斜，探头标记朝左。扫查时稍微上下晃动探头以免漏诊（图1-5-2）。即可获得剑突下四腔心切面（图1-5-3）。

　　2. **注意事项**　微曲膝盖以放松腹部。注意检查过程中稍旋转或移动探头，清晰连续的显示房间隔和左心房，避免房间隔边缘较小缺损的漏诊及左心房内异常回声；注意肺静脉回流。

　　3. **检查内容**　房间隔完整性，室间隔运动、回声及厚度，二尖瓣、三尖瓣运动及器质性病变，左心室、右心室流入道，房、室连接关系，肺静脉汇入及流速。

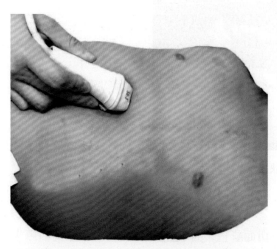

图1-5-2　剑突下四腔心切面操作示意图

注：探头置于剑突下，指向后上稍偏左探头标记朝左

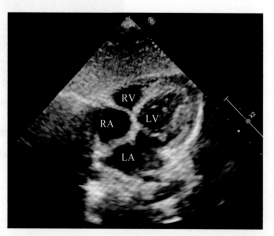

图1-5-3　超声心动图显示剑突下四腔切面

注：RA. 右心房；RV. 右心室；LA. 左心房；LV. 左心室

三、相关疾病解读

　　剑突下四腔心切面是"七步法"中第五步，是诊断房间隔缺损、肺静脉异位引流、二尖瓣瓣狭窄和（或）关闭不全、三尖瓣闭锁等疾病的重要切面。超声心动图剑突下四腔心切面相关病例有以下4种。

1. 房间隔缺损 剑突下四腔心切面二维超声显示靠近上腔静脉的继发性房间隔缺损（图1-5-4）。

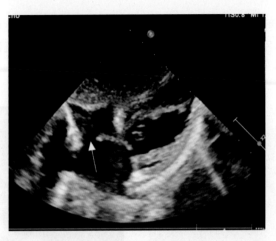

图1-5-4 房间隔缺损（箭头所示）

2. 无顶冠状静脉窦综合征 剑突下四腔心切面彩色多普勒超声显示冠状静脉窦回声失落，红色血流直接入左心房（图1-5-5）。

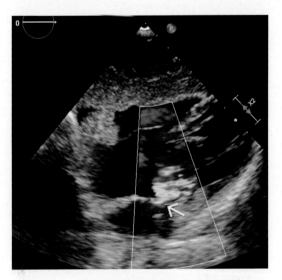

图1-5-5 无顶冠状静脉窦综合征（箭头所示）

3. 单心房　剑突下四腔心切面二维超声显示房间隔回声消失，左、右心房形成1个共同的心房（图1-5-6）。

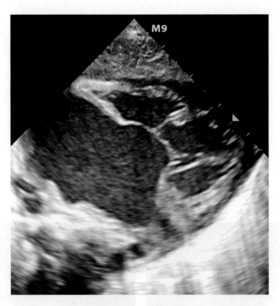

图1-5-6　单心房

4. 二尖瓣瓣上环　剑突下四腔心切面二维超声显示二尖瓣环上方纤维环，造成狭窄（图1-5-7）。

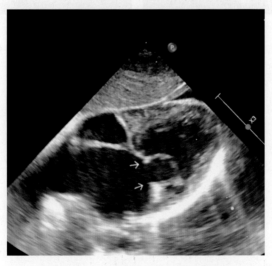

图1-5-7　二尖瓣瓣上环（箭头所示）

（张宝富　俞　劲）

第六节

剑突下两房心切面

一、切面解剖

超声心动图在剑突下两房心切面可显示的解剖结构包括：房间隔、下腔静脉、上腔静脉、三尖瓣、肺静脉（图1-6-1）。

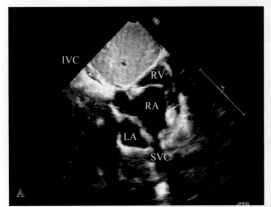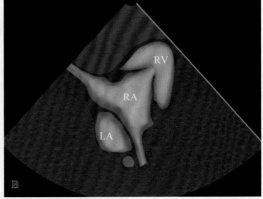

图1-6-1　剑突下两房心切面

注：A. 剑突下两房心切面超声图；B. 剑突下两房心切面结构示意图；IVC. 下腔静脉；RV. 右心室；RA. 右心房；LA. 左心房；SVC. 上腔静脉

二、扫查方法

1. 扫查步骤　头向后仰，将探头置于胸骨上窝，探头标记朝左上，探头指向左后下方，即可获得胸骨上主动脉长轴切面。以清晰显示主动脉弓及其分支为标准。可稍微晃动探头以便清晰显示主动脉弓或头臂干动脉、颈总动脉、锁骨下动脉（图1-7-2），即可获得胸骨上切面（图1-7-3）。

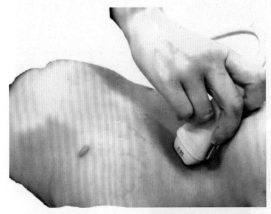

图1-7-2　胸骨上主动脉弓长轴切面操作示意图

注：探头置于胸骨上窝，指向左后下方，探头标记朝左上

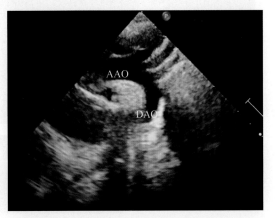

图1-7-3　超声心动图显示胸骨上切面

注：AAO. 升主动脉；DAO. 降主动脉

2. 注意事项　检查时需让患儿将头部向后仰（自行或在家长的帮助下），充分显露胸骨上窝，须尽可能清楚地显示完整的主动脉弓及其3个分支。如不能显示完整的主动脉弓，需排除主动脉弓离断、主动脉缩窄等疾病；如不能显示主动脉弓的3个分支，需排除双主动脉弓等疾病。此外，还需注意头臂干（主动脉弓第一分支）远端是否分叉及方向，这对诊断迷走锁骨下动脉、右位主动脉弓及主动脉弓离断的分型均有帮助。

3. 检查内容　升主动脉、主动脉弓、降主动脉的内径及连续性，主动脉弓三支分支内径及走行，右肺动脉短轴前后径，左无名静脉走行。

三、相关疾病解读

胸骨上主动脉弓长轴切面是"七步法"中第七步，是诊断主动脉弓降部缩窄、主动脉弓降部离断，右肺动脉缺如，左无名静脉主动脉弓下走行等疾病的重要切面。

1. 主动脉弓降部缩窄　胸骨上主动脉弓长轴切面二维超声，主动脉弓远端可见狭窄（图1-7-4A）；胸骨上主动脉弓长轴切面彩色多普勒超声显示，主动脉弓远端可见蓝色为主五彩血流信号（图1-7-4B）；胸骨上主动脉弓长轴切面频谱多普勒超声显示，主动脉弓降部峰值流速增快，压差达45 mmHg（图1-7-4C）。

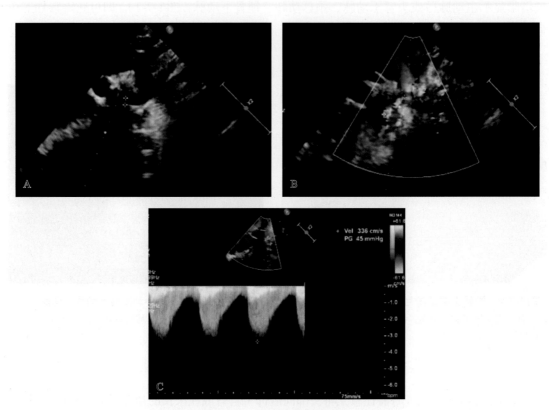

图1-7-4　主动脉弓降部缩窄

注：A.胸骨上主动脉弓长轴切面二维超声；B.胸骨上主动脉弓长轴切面彩色多普勒超声；C.胸骨上主动脉弓长轴切面频谱多普勒超声

2. 主动脉弓离断（A型） 胸骨上主动脉弓长轴切面彩色多普勒超声显示，升主动脉分出三支分支后与降主动脉延续性中断（图1-7-5）。胸骨上主动脉弓长轴切面彩色多普勒超声显示，升主动脉发出3个分支后与降主动脉延续性中断（图1-7-6）。

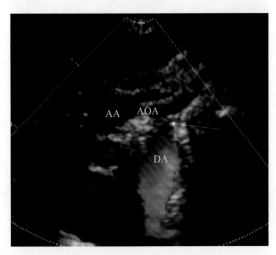

图1-7-5　主动脉弓离断（A型）

注：AA. 升主动脉；AOA. 主动脉弓；DA. 降主动脉

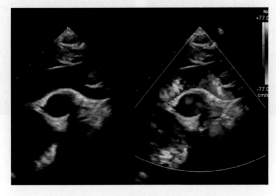

图1-7-6　主动脉弓离断（A型）

3. 左无名静脉主动脉弓下走行 胸骨上主动脉弓长轴切面超声显示，主动脉弓下方可见右肺动脉短轴及左无名静脉短轴（图1-7-7）。

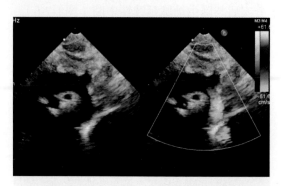

图1-7-7　左无名静脉主动脉弓下走行
注：左侧图为二维超声，右侧图为彩色多普勒超声

4. 右位主动脉弓合并左无名静脉主动脉弓下走行 胸骨上主动脉弓长轴切面彩色多普勒超声显示，左无名静脉从主动脉弓下走行（图1-7-8A）；胸骨上主动脉弓长轴切面二维超声显示，主动脉弓发出的头臂干向左走行（图1-7-8B）。

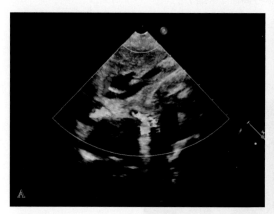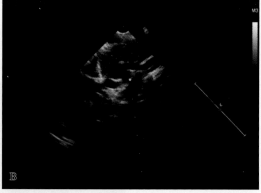

图1-7-8　胸骨上主动脉弓长轴切面
注：A.彩色多普勒超声；B.二维超声

（宫　明　俞　劲）

第二章
小儿先天性心脏病超声七步筛查法的临床应用

第一节

房间隔缺损

房间隔缺损（atrial septal defect，ASD）是常见的先天性心脏畸形，占先天性心脏病的6%~10%。

一、病理生理

胚胎发育时原发隔上的继发孔过大或继发隔生长发育不足，形成继发孔型房间隔缺损。如原发隔的下缘与心内膜垫未能融合，则形成原发孔型房间隔缺损。

新生儿期当肺动脉压力较高时分流可不明显，随着肺动脉压力降低，左心房的血流在舒张期及收缩期早期通过房间隔缺损流向右心房。房间隔缺损面积较大时，随着年龄的增长，引起右心房、右心室、右心室流出道增大，可引起肺动脉高压。

二、临床表现

单纯性房间隔缺损的临床症状出现的早、晚和轻、重取决于缺损面积的大小。缺损小者终身无症状，缺损面积大的患儿可出现活动后易疲劳、气促、心悸、生长缓慢，易患呼吸道疾病等，儿童阶段一般不出现典型的肺动脉高压。

三、影像学检查

1. **超声心动图** 可显示房间隔缺损的直接征象，详见本节病例。
2. **胸部X线片** 房间隔缺损较小者，可无异常表现。缺损面积大的患儿可出现肺动脉段突出，心尖位置增高。
3. **MRI或CTA** 可辅助显示房间隔缺损伴发的其他畸形，如部分性肺静脉异位引流、腔静脉异常引流及心外大血管异常等。

四、治疗

房间隔缺损的主要治疗方法是房间隔封堵术和手术修补。

五、典型病例

【病例1】

患者，女，1岁5个月。因"发现心脏杂音1个月"就诊，采用"七步法"步骤如下。
第一步：胸骨旁左心室长轴切面（图2-1-1）。

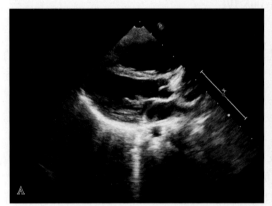 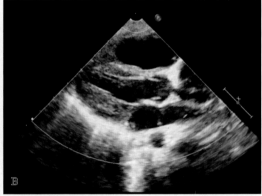

图2-1-1　胸骨旁左心室长轴切面

注：A. 二维超声显示右心室增大，室间隔完整；B. 彩色多普勒超声显示，左心房、左心室、左心室流入道及流出道通畅，主动脉瓣回声和开放正常

第二步：胸骨旁大动脉短轴切面（图2-1-2）。

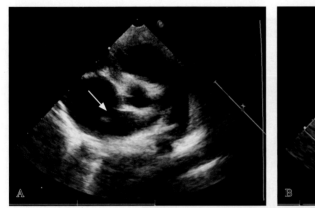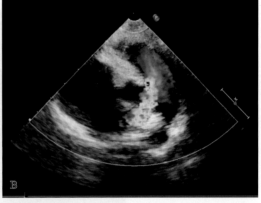

图 2-1-2　胸骨旁大动脉短轴切面

注：A. 二维超声显示房间隔回声中断（箭头），室间隔完整，右心室流出道及肺动脉通畅，左、右肺动脉分叉存在；B. 胸骨旁大动脉短轴切面彩色多普勒超声显示肺动脉瓣开放正常，左、右肺动脉分叉存在

第三步：胸骨旁四腔心切面（图2-1-3）。

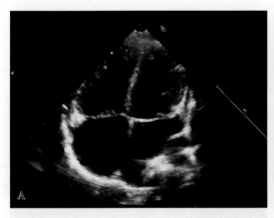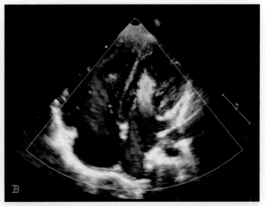

图 2-1-3　胸骨旁四腔心切面

注：A. 二维超声显示房室连接一致，右心增大，二、三尖瓣回声正常；B. 彩色多普勒超声显示房室连接一致，右心增大，二、三尖瓣开放正常

第四步：胸骨旁五腔心切面（图2-1-4）。

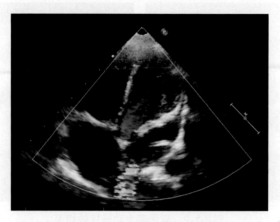

图2-1-4　胸骨旁五腔心切面
注：彩色多普勒超声显示室间隔完整，左心室流出道及升主动脉血流通畅

第五步：剑突下四腔心切面（图2-1-5）。

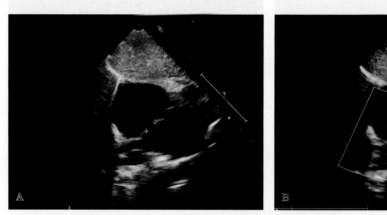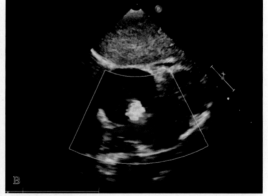

图2-1-5　剑突下四腔心切面
注：A. 二维超声显示房间隔中部回声中断；B. 彩色多普勒超声显示房间隔回声中断处从左心房到右心房的红色分流束

第六步：剑突下两房心切面（图2-1-6）。

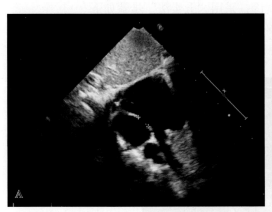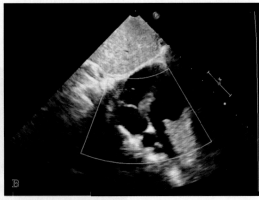

图2-1-6　剑突下两房心切面

注：A. 二维超声显示房间隔中部回声中断，上腔静脉入左心房；B. 彩色多普勒超声显示房间隔回声中断处从左心房到右心房的红色血流束

第七步：胸骨上主动脉弓长轴切面（图2-1-7）。

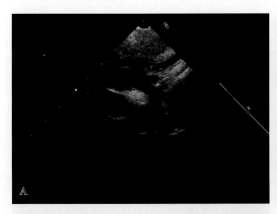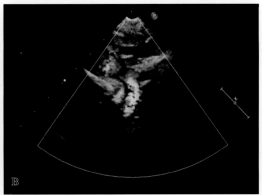

图2-1-7　胸骨上主动脉弓长轴切面

注：A. 二维超声显示主动脉弓降部通畅，无缩窄段；B. 彩色多普勒超声显示主动脉弓降部血流通畅

超声诊断：

先天性心脏病

　　房间隔缺损（继发孔）

【病例2】

患者，男，3岁8个月。因"心脏杂音"就诊，采用"七步法"步骤如下。

第一步：胸骨旁左心室长轴切面（图2-1-8）。

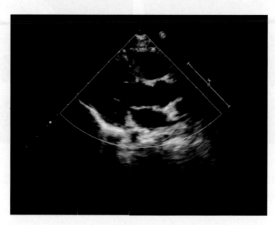

图2-1-8　胸骨旁左心室长轴切面

注：彩色多普勒超声显示左心房、左心室、左心室
流入道及流出道通畅，主动脉瓣开放正常

第二步：胸骨旁大动脉短轴切面（图2-1-9）。

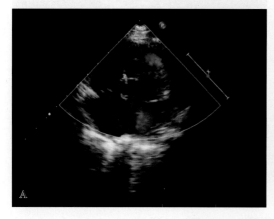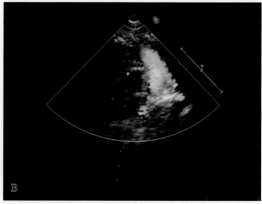

图2-1-9　胸骨旁大动脉短轴切面

注：A. 彩色多普勒超声显示室间隔膜部位置细小五彩分流束；B. 胸骨旁大动脉短轴（高位）切面彩色多普勒
超声显示右心室流出道及肺动脉通畅，左、右肺动脉分叉存在

第三步：胸骨旁四腔心切面（图2-1-10）。

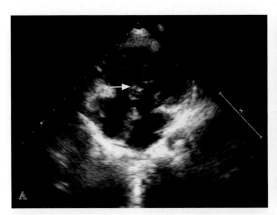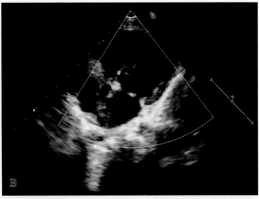

图2-1-10 胸骨旁四腔心切面

A.二维超声显示房室连接一致，二、三尖瓣开放活动可，房间隔原发孔处回声中断（箭头）；B.彩色多普勒超声显示房间隔回声中断处红色血流束从左心房入右心房，室间隔膜部位置细小五彩血流束从左心室入右心室

第四步：胸骨旁五腔心切面（图2-1-11）。

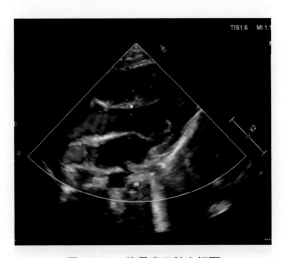

图2-1-11 胸骨旁五腔心切面

注：彩色多普勒超声显示左心室流出道及升主动脉血流通畅

第五步：剑突下四腔心切面（图2-1-12）。

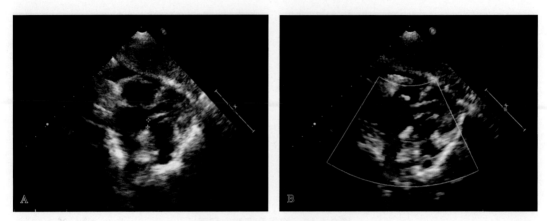

图2-1-12 剑突下四腔心切面

注：A. 二维超声显示房间隔原发孔处回声中断；B. 彩色多普勒超声显示房间隔回声中断处从左心房入右心房红色血流束

第六步：剑突下两房心切面（图2-1-13）。

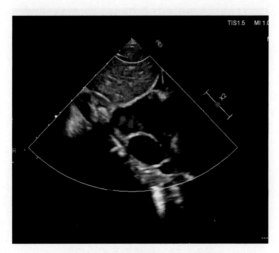

图2-1-13 剑突下两房心切面

注：彩色多普勒超声显示房间隔完整，上腔静脉血入右心房

第七步：胸骨上主动脉弓长轴切面（图2-1-14）。

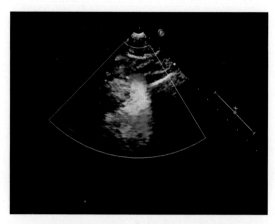

图2-1-14　胸骨上主动脉弓长轴切面
注：彩色多普勒超声显示主动脉弓降部无缩窄，血流通畅

超声诊断：

先天性心脏病

　　过渡型房室间隔缺损：室间隔缺损（膜部），房间隔缺损（原发孔型）

　　二、三尖瓣轻度反流

【病例3】

患者，男，6岁。因"心脏杂音"就诊，采用"七步法"步骤如下。

第一步：胸骨旁左心室长轴切面（图2-1-15）。

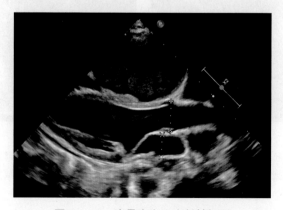

图2-1-15　胸骨旁左心室长轴切面
注：二维超声显示右心室明显增大，左心房、左心
室较小，左心室流出道通畅，主动脉瓣回声和开放正常

第二步：胸骨旁大动脉短轴切面（图2-1-16）。

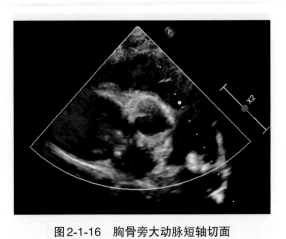

图2-1-16 胸骨旁大动脉短轴切面

注：彩色多普勒超声显示右心房增大，右心室流出道和肺动脉通畅，左、右肺动脉分叉存在，室间隔完整，房间隔水平可见红色分流束从左心房入右心房

第三步：胸骨旁四腔心切面（图2-1-17）。

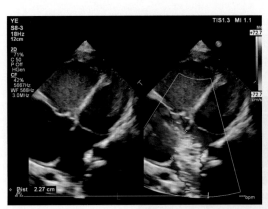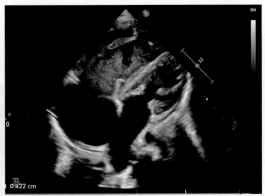

图2-1-17 胸骨旁四腔心切面

A. 二维及彩色多普勒超声显示房室连接一致，二尖瓣关闭时凸向左心房；房间隔继发孔处回声中断约22.7 mm，回声中断处红色血流束从左心房入右心房；B. 二维超声显示二尖瓣前瓣瓣尖增厚，开放欠佳；三尖瓣回声尚可，开放幅度正常

第四步：胸骨旁五腔心切面（图2-1-18）。

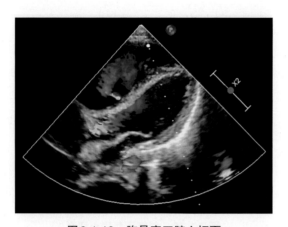

图2-1-18　胸骨旁五腔心切面

注：彩色多普勒超声显示左心室流出道及主动脉通畅，室间隔完整

第五步：剑突下四腔心切面（图2-1-19）。

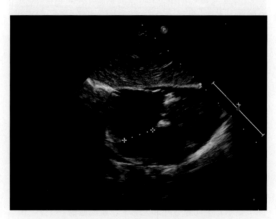

图2-1-19　剑突下四腔心切面

注：二维超声显示房间隔中部巨大回声中断

第六步：剑突下两房心切面（图2-1-20）。

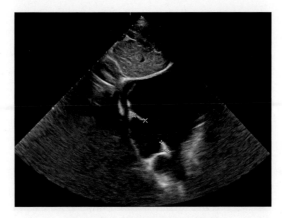

图2-1-20 剑突下两房心切面
注：二维超声显示房间隔中部巨大回声中断

第七步：胸骨上主动脉弓长轴切面（图2-1-21）。

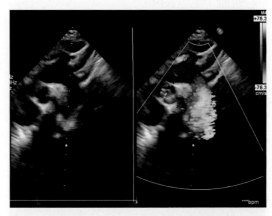

图2-1-21 胸骨上主动脉弓长轴切面
注：二维超声（左侧图）及彩色多普勒超声（右侧图）显示，主动脉弓降部无缩窄，血流通畅

超声诊断：
先天性心脏病
　　房间隔缺损（继发孔）
　　二尖瓣增厚、脱垂

【病例4】

患儿，男，1岁，因"发现房间隔缺损"就诊，采用"七步法"步骤如下。

第一步：胸骨旁左心室长轴切面（图2-1-22）。

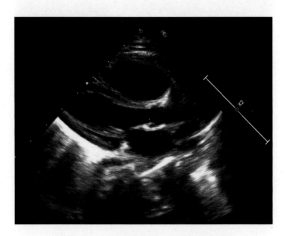

图2-1-22　胸骨旁左心室长轴切面
注：二维超声显示右心室增大；室间隔完整；左心室
流入道及流出道通畅，二尖瓣及主动脉瓣回声及开放正常

第二步：胸骨旁大动脉短轴切面（图2-1-23）。

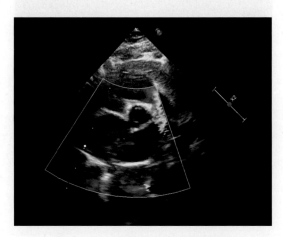

图2-1-23　胸骨旁大动脉短轴切面
注：彩色多普勒超声显示右心室流出道通畅，肺动
脉流速稍增快，右下肺静脉入右心房

第三步：胸骨旁四腔心切面（图2-1-24）。

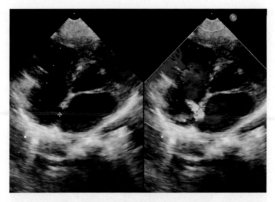

图2-1-24　胸骨旁四腔心切面

注：二维超声（左侧图）及彩色多普勒超声（右侧图）显示右心增大，房室连接一致，二、三尖瓣回声开放正常，室间隔完整，房间隔中部回声中断处红色血流束从左心房入右心房

第四步：胸骨旁五腔心切面（图2-1-25）。

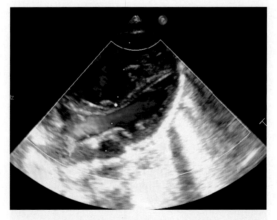

图2-1-25　胸骨旁五腔心切面

注：彩色多普勒超声显示右心室增大，左心室流出道及主动脉通畅，室间隔完整

第五步：剑突下四腔心切面（图2-1-26）。

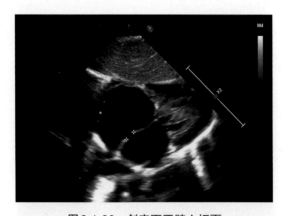

图2-1-26　剑突下四腔心切面

注：二维超声显示房间隔中部回声中断，宽约5 mm，右心房增大

第六步：剑突下两房心切面（图2-1-27）。

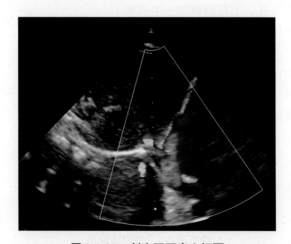

图2-1-27　剑突下两房心切面

注：彩色多普勒超声显示房间隔后下缘（下腔静脉型房间隔缺损）红色血流束从左心房入右心房，并可见右下肺静脉引流入右心房

第七步：胸骨上主动脉弓长轴切面（图2-1-28）。

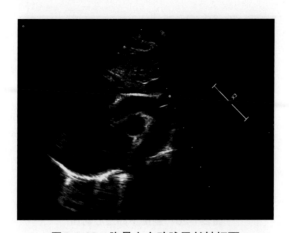

图2-1-28 胸骨上主动脉弓长轴切面
注：胸骨上主动脉弓长轴切面二维超声显示主动脉弓降部通畅

超声诊断：

先天性心脏病

　　房间隔缺损（继发孔，下腔静脉型＋中央型）

　　部分性肺静脉异位引流（右下肺静脉异位引流）

【病例5】

患儿，男，1岁5个月，因"发现先天性心脏病1年余"就诊，平时体质尚可，采用"七步法"超声心动图步骤如下（动态图2-1）。

动态图2-1 房间隔缺损

第一步：胸骨旁左心室长轴切面。

二维超声及彩色多普勒超声显示右心室增大，左心室流出道、主动脉通畅，主动脉瓣回声及启闭运动正常，二尖瓣回声及启闭运动正常，室间隔完整。

第二步：胸骨旁大动脉短轴切面。

二维超声及彩色多普勒超声显示室间隔完整，房间隔多处回声中断，回声中断处红色血流束从左心房入右心房，右心室流出道通畅，肺动脉瓣回声及启闭运动正常，左、右肺动脉分叉存在，肺动脉及左、右肺动脉发育正常。

第三步：胸骨旁四腔心切面。

彩色多普勒超声显示右心增大，房室连接一致，二、三尖瓣回声及启闭运动正常，室间隔完整，房间隔水平红色血流束从左心房入右心房，通过三尖瓣的血流增多。

第四步：胸骨旁五腔心切面。

彩色多普勒超声显示左心室流出道、升主动脉血流正常，室间隔完整。

第五步：剑突下四腔心切面。

二维超声及彩色多普勒超声显示房间隔多处回声中断，回声中断处红色血流束从左心房入右心房。

第六步：剑突下两房心切面。

彩色多普勒超声显示房间隔水平红色血流束从左心房入右心房。

第七步：胸骨上主动脉弓长轴切面。

二维超声及彩色多普勒超声显示主动脉弓降部无缩窄，血流通畅。

超声诊断：

先天性心脏病

　　房间隔缺损

（俞　劲　余　果）

第二节

室间隔缺损

室间隔缺损（ventricular septal defect，VSD）系胚胎期心室间隔发育时残留缺损，在心室水平产生异常分流，为小儿最常见先天性心脏病，可单独存在或为其他复杂畸形的组成部分。

一、病理生理

室间隔缺损患者血流从左心室分流到右心室，经肺循环后回到左心，形成无效循环，导致左心负荷加重和肺血管充血。

二、血流动力学

左心室压力明显高于右心室，室间隔缺损为左向右分流，分流量的大小取决于缺损的大小和肺动脉压力和阻力的改变。

1. **小型室间隔缺损（缺损小于主动脉内径的1/3）** 左向右分流量较少，肺动脉压力和阻力正常或略高，左心房、左心室稍大。

2. **中型室间隔缺损（缺损大小为主动脉内径的1/3～1/2）** 可引起中到大量左向右分流，合并肺动脉压力和阻力轻中度增高，出现左心容量负荷增加，左心房、左心室增大。

3. **大型室间隔缺损（缺损大于主动脉内径的1/2）** 早期由于大量左向右分流致肺血容量增加，肺动脉压升高而肺血管阻力可正常。长时间肺血容量增加可致肺血管壁增厚、管腔狭窄，肺血管阻力增高，除左心室增大外右心室可增大，一旦肺动脉压力和阻力达到或超过肺循环的压力和阻力，可出现右向左分流，发展成艾森门格（Eisenmenger）综合征。

三、分型

分为膜周部缺损、流出道缺损、流入道缺损及肌部缺损。膜周部缺损最多见，占室间隔缺损的70%，膜部室间隔范围很小，缺损可向周边延伸，即为膜周部缺损，包括膜周偏流入道型、膜周偏流出道型、膜周偏肌部型。流出道缺损其次，占20%，缺损位置位于主动脉瓣下或肺动脉瓣下。

四、临床表现

小型室间隔缺损患儿可无症状或活动后稍感疲乏，生长发育可正常，多在体检时发现心脏杂音后经超声检查确诊。中型室间隔缺损患儿哭吵或运动后可出现气促，易反复发生呼吸道感染。大型室间隔缺损患儿在婴儿期即可出现气促、多汗、生长发育落后等表现，发展至艾森门格综合征时可出现发绀，后期出现右心衰竭表现。

体格检查可见胸骨左缘第3、4肋间闻及Ⅲ～Ⅳ级全收缩期杂音；部分可触及收缩期震颤。重度肺动脉高压可导致收缩期杂音逐步减轻，甚至消失。

五、影像学检查

1. 超声心动图 显示室间隔缺损的直接征象，详见本节病例。

2. 心电图 较小的室间隔缺损心电图常正常或提示电轴左偏，较大的缺损时有左心室或双心室肥大。

3. X线片 小型室间隔缺损心影可无异常表现，中型以上室间隔缺损常表现为心影增大，即左、右心室增大，以左心室为主，左心缘向左下延长。肺动脉段凸出，主动脉弓影缩小，肺纹理可增粗。

六、治疗

部分膜部及肌部室间隔缺损患儿可自愈。室间隔缺损无法自愈者可行体外室间隔缺损修补术、心外科微创封堵术或经导管心内科封堵术。

七、典型病例

【病例1】

患儿，男，4个月。因"体检时发现心脏杂音"就诊。采用"七步法"步骤如下。

第一步：胸骨旁左心室长轴切面（图2-2-1）。

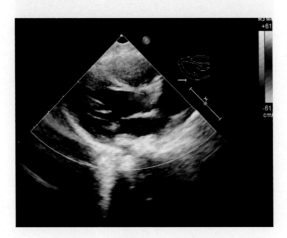

图2-2-1 胸骨旁左心室长轴切面

注：彩色多普勒超声显示左心室稍扩大

第二步：胸骨旁大动脉短轴切面（图2-2-2）。

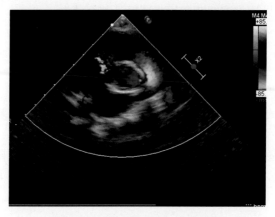

图2-2-2 胸骨旁大动脉短轴切面

注：彩色多普勒超声显示室间隔缺损位于主动脉短轴10点钟位置，可见五彩高速血流从左心室流入道入右心室内，右心室流出道及肺动脉通畅

第三步：胸骨旁四腔心切面（图2-2-3）。

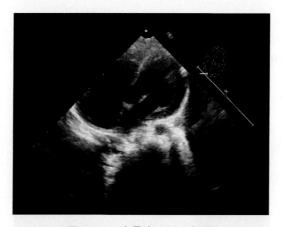

图2-2-3 胸骨旁四腔心切面

注：二维超声显示房室连接正常；室间隔流入道未见中断，房间隔完整；二、三尖瓣回声及开放正常

第四步：胸骨旁五腔心切面（图2-2-4）。

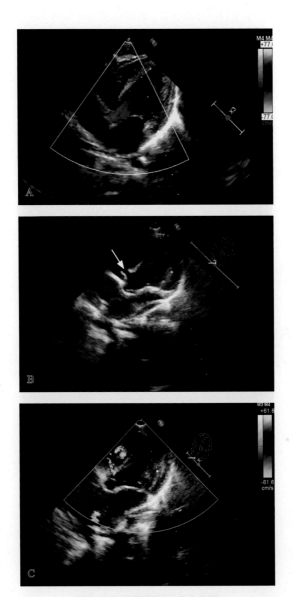

图2-2-4　胸骨旁五腔心切面

注：A. 彩色多普勒超声显示左心室流出道及升主动脉通畅；B. 稍偏转探头后，二维超声显示膜部室间隔回声中断（箭头）；C. 彩色多普勒超声显示室间隔回声中断处五彩高速血流从左心室流出道入右心室

第五步：剑突下四腔心切面（图2-2-5）。

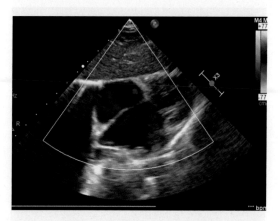

图2-2-5　剑突下四腔心切面

注：彩色多普勒超声显示房间隔完整

第六步：剑突下两房心切面（图2-2-6）。

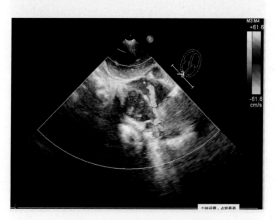

图2-2-6　剑突下两房心切面

注：彩色多普勒超声显示房间隔完整，上腔静脉入右心房

第七步：胸骨上主动脉弓长轴切面（图2-2-7）。

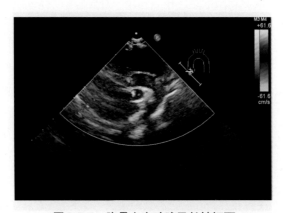

图2-2-7　胸骨上主动脉弓长轴切面
注：彩色多普勒超声显示主动脉弓降部无缩窄，血流通畅

超声诊断：
先天性心脏病
　　室间隔缺损（膜部）

【病例2】

患儿，男，45天。因"呼吸急促、心脏杂音"就诊，采用"七步法"步骤如下。
第一步：胸骨旁左心室长轴切面（图2-2-8）。

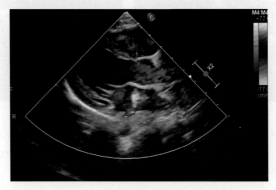

图2-2-8　胸骨旁左心室长轴切面
注：彩色多普勒超声显示左心室稍增大

第二步：胸骨旁大动脉短轴切面（图2-2-9）。

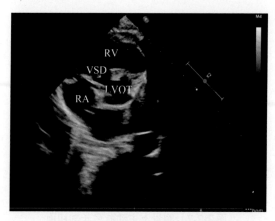

图2-2-9　胸骨旁大动脉短轴切面

注：二维超声显示室间隔缺损位于膜周部，缺损右
后下缘近三尖瓣隔瓣；VSD. 室间隔缺损；RV. 右心室；
RA. 右心房；LVOT. 左心室流出道

第三步：胸骨旁四腔心切面（图2-2-10）。

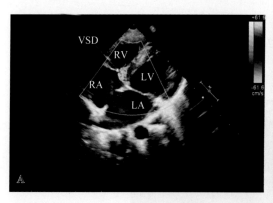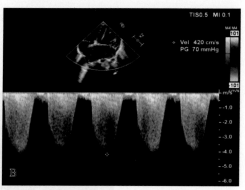

图2-2-10　胸骨旁四腔心切面

注：A. 彩色多普勒超声显示间隔偏流入道五彩高速血流束；B. 频谱多普勒超声显示收缩期三尖瓣反流
峰值流速4.2 m/s，压差70 mmHg，提示肺动脉压力明显增高；VSD. 室间隔缺损；RV. 右心室；RA. 右心房；
LV. 左心室；LA. 左心房

第四步：胸骨旁五腔心切面（图2-2-11）。

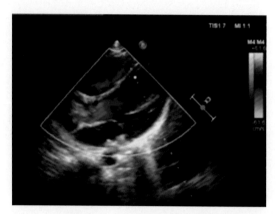

图2-2-11 胸骨旁五腔心切面

注：彩色多普勒超声显示左心室流出道及升主动脉通畅

第五步：剑突下四腔心切面（图2-2-12）。

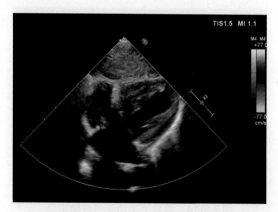

图2-2-12 剑突下四腔心切面

注：彩色多普勒超声显示房间隔中部水平红色血流束从左心房入右心房

第六步：剑突下两房心切面（图2-2-13）。

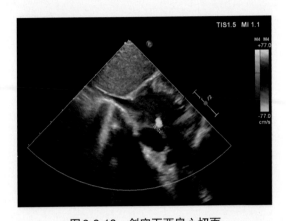

图2-2-13 剑突下两房心切面

注：彩色多普勒超声显示房间隔中部水平红色血流束从左心房入右心房

第七步：胸骨上主动脉弓长轴切面（图2-2-14）。

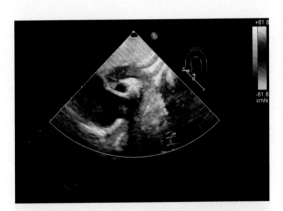

图2-2-14 胸骨上主动脉弓长轴切面

注：彩色多普勒超声显示主动脉弓降部血流通畅

超声诊断：

先天性心脏病

 室间隔缺损（膜周偏流入道）

 房间隔缺损

 三尖瓣轻度反流

 肺动脉高压

【病例3】

患儿，男，2个月。因"咳嗽气促，哭吵时面色青紫"就诊，采用"七步法"步骤如下。
第一步：胸骨旁左心室长轴切面（图2-2-15）。

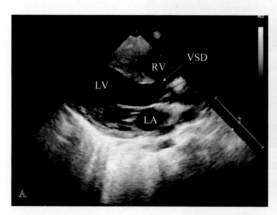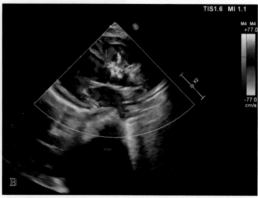

图2-2-15 胸骨旁左心室长轴切面

注：A. 二维超声显示左心室增大，室间隔回声中断，上缘接近主动脉瓣下；B. 彩色多普勒超声显示室间隔回声中断处红色分流束从左心室流出道入右心室；VSD. 室间隔缺损；RV. 右心室；LV. 左心室；LA. 左心房

第二步：胸骨旁大动脉短轴切面（图2-2-16）。

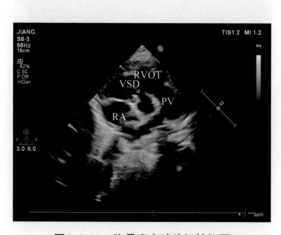

图2-2-16 胸骨旁大动脉短轴切面

注：二维超声显示室间隔缺损位于大动脉短轴11—12点钟方向，位于膜周偏流出道，室间隔缺损上缘为流出道，肺动脉增宽；RVOT. 右心室流出道；VSD. 室间隔缺损；RA. 右心房；PA. 肺动脉

第三步：胸骨旁四腔心切面（图2-2-17）。

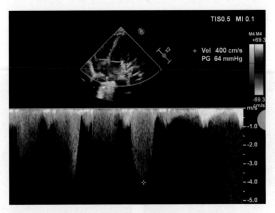

图2-2-17　胸骨旁四腔心切面

注：该切面显示房室连接一致，二、三尖瓣轻度反流，频谱多普勒超声显示，收缩期三尖瓣反流峰值流速4.0 m/s，压差64 mmHg，提示肺动脉高压

第四步：胸骨旁五腔心切面（图2-2-18）。

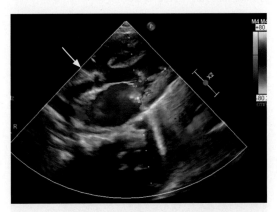

图2-2-18　胸骨旁五腔心切面

注：彩色多普勒超声显示室间隔回声中断（箭头），主动脉瓣下少许室间隔组织

第五步：剑突下四腔心切面（图2-2-19）。

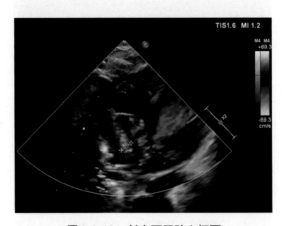

图2-2-19　剑突下四腔心切面
注：彩色多普勒超声显示房间隔中部水平红色血流
束从左心房入右心房

第六步：剑突下两房心切面（图2-2-20）。

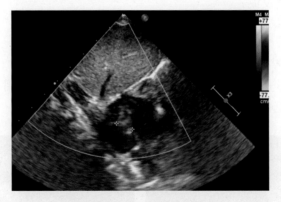

图2-2-20　剑突下两房心切面
注：彩色多普勒超声显示房间隔中部水平红色血流
束从左心房入右心房

第七步：胸骨上主动脉弓长轴切面（图2-2-21）。

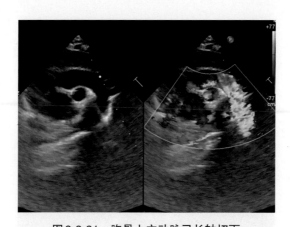

图2-2-21　胸骨上主动脉弓长轴切面

注：二维超声（左侧图）和彩色多普勒超声（右侧图）显示主动脉弓降部无缩窄，血流通畅

超声诊断：

先天性心脏病

　　室间隔缺损（膜周偏流出道）

　　房间隔缺损（继发孔）

　　二、三尖瓣轻度反流

　　肺动脉高压

【病例4】

患儿，女，20天。因"心脏杂音、哭吵时脸色青紫"就诊，采用"七步法"步骤如下。

第一步：胸骨旁左心室长轴切面（图2-2-22）。

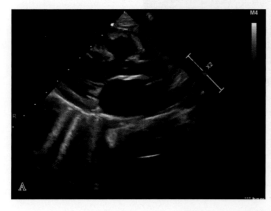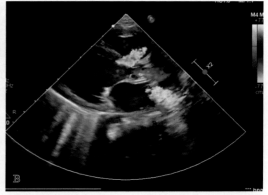

图2-2-22　胸骨旁左心室长轴切面

注：A. 二维超声显示左心室增大，室间隔回声中断，位于主动脉瓣下；B. 彩色多普勒超声显示，室间隔回声中断处五彩血流束从左心室入右心室

第二步：胸骨旁大动脉短轴切面（图2-2-23）。

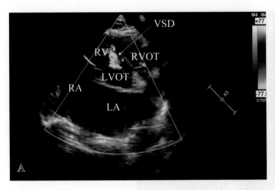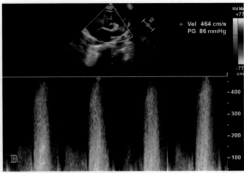

图2-2-23　胸骨旁大动脉短轴切面

注：A. 彩色多普勒超声显示室间隔水平五彩血流束位于近12点位置；B. 频谱多普勒超声显示室间隔水平五彩血流束处收缩期向上高速湍流频谱，峰值流速4.6 m/s，压差86 mmHg；RV. 右心室；RVOT. 右心室流出道；LVOT. 左心室流出道；RA. 右心房；LA. 左心房；VSD. 室间隔缺损

第三步：胸骨旁四腔心切面（图2-2-24）。

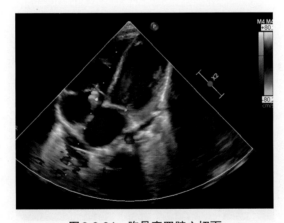

图2-2-24　胸骨旁四腔心切面

注：彩色多普勒超声显示房室连接一致，二、三尖瓣回声及形态未见异常，三尖瓣轻度反流

第四步：胸骨旁五腔心切面（图2-2-25）。

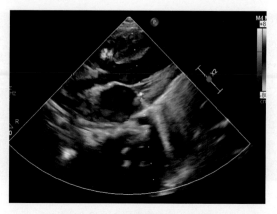

图2-2-25 胸骨旁五腔心切面

注：彩色多普勒超声显示室间隔回声中断上缘位于主动脉瓣下，左心室流出道及升主动脉通畅，二尖瓣轻度反流

第五步：剑突下四腔心切面（图2-2-26）。

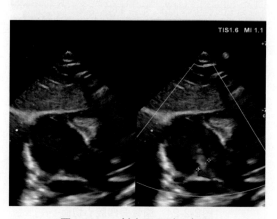

图2-2-26 剑突下四腔心切面

注：二维超声（左侧图）及彩色多普勒超声（右侧图）显示房间隔中上部回声中断，回声中断处红色血流束从左心房入右心房

第六步：剑突下两房心切面（图2-2-27）。

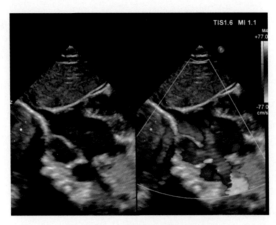

图2-2-27　剑突下两房心切面

注：二维超声（左侧图）和彩色多普勒超声（右侧
图）显示房间隔中上部回声中断，回声中断处红色血流
束从左心房入右心房

第七步：胸骨上主动脉弓长轴切面（图2-2-28）。

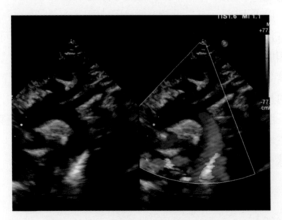

图2-2-28　胸骨上主动脉弓长轴切面

注：二维超声（左侧图）及彩色多普勒超声（右侧
图）显示主动脉弓降部无缩窄，血流通畅

超声诊断：

先天性心脏病

　室间隔缺损（主动脉瓣下）

　房间隔缺损（继发孔）

二、三尖瓣轻度反流

【病例5】

患儿，女，4个月。因"心脏杂音"就诊，采用"七步法"步骤如下（动态图2-2）。

动态图2-2 室间隔缺损

第一步：胸骨旁左心室长轴切面。

彩色多普勒超声显示室间隔肌部五彩血流束从左心室入右心室，左心室流出道及升主动脉通畅，主动脉及二尖瓣开放闭合运动正常。

第二步：胸骨旁大动脉短轴切面。

该切面显示膜周部、流出道室间隔完整，右心室流出道及肺动脉通畅，肺动脉分叉存在。

第三步：胸骨旁四腔心切面。

该切面显示房室连接一致，二、三尖瓣开放闭合运动正常。

第四步：胸骨旁五腔心切面。

该切面显示左心室流出道及升主动脉通畅，主动脉瓣开放及回声正常。

第五步：剑突下四腔心切面。

该切面显示卵圆窝处细小斜行红色血流束从左心房入右心房。

第六步：剑突下两房心切面。

该切面显示上、下腔静脉入右心房，卵圆窝处细小斜行红色血流束从左心房入右心房。

第七步：胸骨上主动脉弓长轴切面。

该切面显示主动脉弓降部无缩窄，血流通畅。

超声诊断：

先天性心脏病

　　室间隔缺损（肌部）

　　卵圆孔未闭

（赵　镭　程俞婷）

第三节

肺动脉狭窄

肺动脉狭窄（pulmonary stenosis，PS）发病率占先天性心脏病的25%～30%，狭窄可发生于肺动脉瓣下右心室漏斗部、肺动脉瓣、肺动脉主干及分支等不同部位，其中单纯肺动脉瓣狭窄约占90%。PS可单独存在或作为其他心脏畸形的组成部分，如法洛四联症、右心室双出口、完全性大动脉转位等。若跨瓣压差＜30 mmHg，一般不会出现明显的临床症状。

一、病理生理

肺动脉狭窄导致右心室血液流出受阻，引起与狭窄程度成比例的右心室压力增高，可引起右心室壁向心性肥厚。如梗阻持续不变，压力持续增高，最终可导致右心室扩大、衰竭。新生儿极重度PS合并室间隔完整时，伴右心室发育不良，右心室腔狭小，三尖瓣反流增加，右心血流可经房间隔右向左分流到左心房，导致患儿发绀，主动脉经过动脉导管向肺动脉供血。

通过计算肺动脉和右心室流出道之间的跨瓣压差，从而判断肺动脉狭窄的严重程度。跨瓣压差＜40 mmHg为轻度狭窄；跨瓣压差在40～80 mmHg为中度狭窄；跨瓣压差＞80 mmHg为重度狭窄。合并右心室功能不全、低心排血量、严重三尖瓣反流时，测量的跨瓣压差可能被低估。

危重的肺动脉瓣狭窄可以合并右心室心肌窦隙开放，如存在右心室依赖性冠状动脉循环，则不能进行打开肺动脉瓣的根治手术，只能进行单心室手术。

二、临床表现

轻度肺动脉狭窄患者一般无症状，重度狭窄者出现发绀、杵状指（趾），可有头晕或剧烈运动后晕厥发作。晚期出现颈静脉怒张、肝大和下肢水肿等右心衰竭的症状。胸骨左缘第2肋骨处可听到Ⅲ～Ⅳ级响亮粗糙的喷射性吹风样收缩期杂音，肺动脉瓣区第2心音常减弱、分裂。

三、影像学检查

1. 胸部X线片　中、重度狭窄病例显示心影轻度或中度扩大，以右心室和右心房肥大为主，心尖因右心室肥大呈球形向上抬起。肺动脉瓣狭窄病例扩大的肺动脉段呈圆隆状向外突出，而漏斗部狭窄患者该段则呈平坦甚至凹陷，肺门血管阴影减少，肺野血管细小，尤以肺野外围1/3区域为甚，故肺野清晰。

2. 心电图　中度以上狭窄则示电轴右偏、右心室肥大、劳损和T波倒置等改变，重度狭窄病例可出现右心房肥大的高而尖的P波。一部分病例显示不全性右束支传导阻滞。

3. 超声心动图　能直接显示右心室流出道、肺动脉瓣及主动脉及左、右肺动脉分支等结构，右心室和右心房扩大的程度，右心室壁增厚的情况（详见本节病例）。

4. CT和MRI　单纯的肺动脉瓣狭窄无须CT和MRI检查，但伴有外周肺动脉狭窄或右心室功能异常者，CT和MRI检查有助于诊断，梯度回波电影序列还能准确地测量右心室舒张末期容量和右心室射血分数。

5. 右心导管和选择性右心室造影检查　心血管造影主要明确肺动脉瓣狭窄的类型，还要注意观察肺动脉分支，右心室和三尖瓣，了解有无右心室容量减少，右心室顺应性减退，右心室漏斗部狭窄和肺动脉分支狭窄。

四、治疗

轻度肺动脉狭窄患者临床上无症状，须定期随访；中、重度肺动脉狭窄患者应采取手术治疗，方法有：经皮球囊肺动脉瓣成形术及肺动脉瓣切开术、右心室流出道补片术，以及单独或与上述方法合用的B-T分流术；内外科联合的镶嵌治疗。

五、典型病例

【病例1】

患儿，女，1岁1个月。出生时发现"心杂音，感冒多，生长发育可，活动不受限"，采用"七步法"超声心动图步骤如下。

第一步：胸骨旁左心室长轴切面（图2-3-1）。

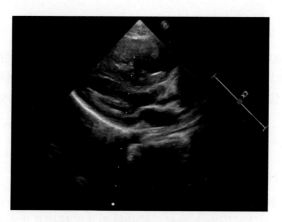

图2-3-1　胸骨旁左心室长轴切面
注：二维超声显示右心室肥厚

第二步：胸骨旁大动脉短轴切面（图2-3-2）。

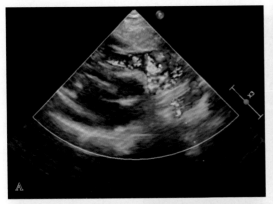

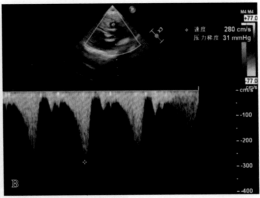

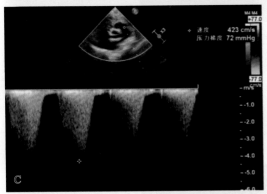

图2-3-2　胸骨旁大动脉短轴切面

注：A.彩色多普勒超声显示右心室流出道和主肺动脉内五彩血流束；B.连续多普勒测量右心室流出道血流峰值流速为2.8 m/s，压差31 mmHg；C.连续多普勒测量主肺动脉内血流峰值流速为4.2 m/s，压差72 mmHg

第三步：胸骨旁四腔心切面（图2-3-3）。

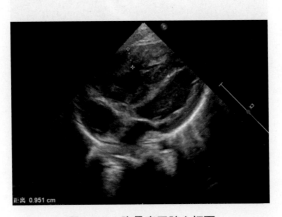

图2-3-3　胸骨旁四腔心切面

注：二维超声显示右心室壁明显增厚，右心室游离壁厚约9.5 mm

第四步：胸骨旁五腔心切面（图2-3-4）。

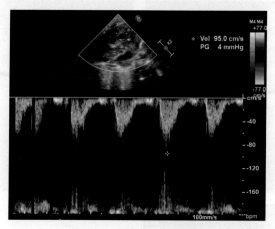

图2-3-4 胸骨旁五腔心切面
注：频谱多普勒超声显示升主动脉正常血流频谱

第五步：剑突下四腔心切面（图2-3-5）。

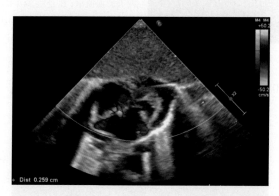

图2-3-5 剑突下四腔心切面
注：彩色多普勒超声显示降主动脉内无异常血流束

第六步：剑突下两房心切面（图2-3-6）。

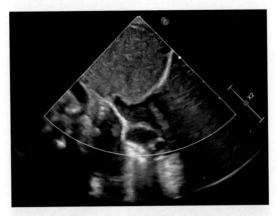

图2-3-6　剑突下两房心切面
注：彩色多普勒超声显示左、右心房和房间隔

第七步：胸骨上主动脉弓长轴切面（图2-3-7）。

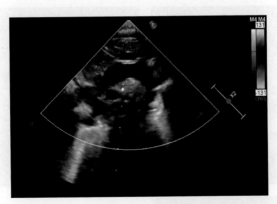

图2-3-7　胸骨上主动脉弓长轴切面
注：彩色多普勒超声显示主动脉弓降部无缩窄

超声诊断：
　先天性心脏病
　　右心室流出道狭窄
　　肺动脉瓣狭窄
　　卵圆孔未闭

【病例2】

患儿，女性，2岁11个月。体检发现"心脏杂音"就诊，采用"七步法"超声心动图步骤如下。

第一步：胸骨旁左心室长轴切面（图2-3-8）。

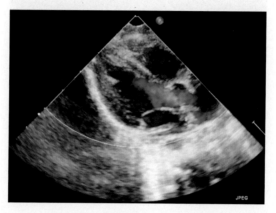

图2-3-8 胸骨旁左心室长轴切面

注：彩色多普勒超声显示左心室流入道、流出道通畅，室间隔完整，右心室壁增厚

第二步：胸骨旁大动脉短轴切面（图2-3-9）。

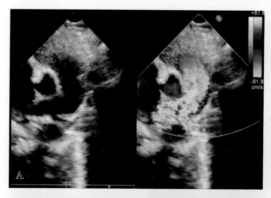
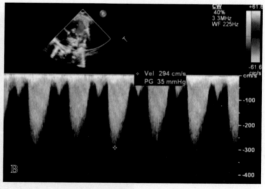
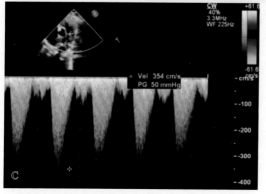

图2-3-9 胸骨旁大动脉短轴切面

注：A. 彩色多普勒超声显示主肺动脉内蓝色血流束，左、右肺动脉内五彩血流束；B. 连续多普勒测量右肺动脉内增高血流束，峰值流速2.9 m/s，压差35 mmHg；C. 连续多普勒测量左肺动脉内增高血流束，峰值流速3.5 m/s，压差50 mmHg

第三步：胸部旁四腔心切面（图2-3-10）。

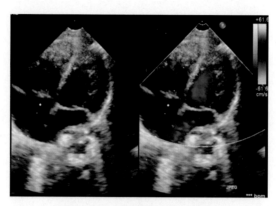

图2-3-10　胸部旁四腔心切面
注：二维超声（左侧图）显示房室连接一致，室间隔完整，房间隔中部回声失落，彩色多普勒超声（右侧图）显示，房间隔水平左向右分流；二、三尖瓣活动回声可

第四步：胸骨旁五腔心切面（图2-3-11）。

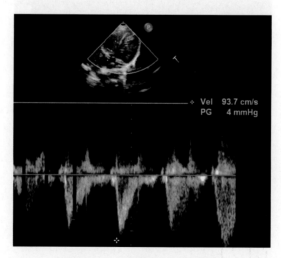

图2-3-11　胸骨旁五腔心切面
注：频谱多普勒显示经左心室流出道到升主动脉血流频谱

第五步：剑突下四腔心切面（图2-3-12）。

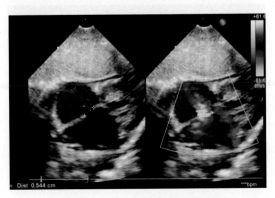

图2-3-12 剑突下四腔心切面

注：二维超声（左侧图）及彩色多普勒超声（右侧图）显示房间隔中部回声失落约φ5.4 mm，为左向右红色分流束

第六步：剑突下两房心切面（图2-3-13）。

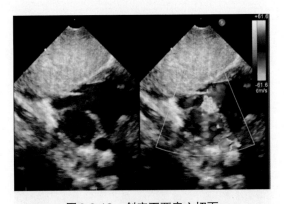

图2-3-13 剑突下两房心切面

注：二维超声（左侧图）及彩色多普勒超声（右侧图）显示房间隔中部回声失落伴左向右红色分流束

第七步：胸骨上主动脉弓长轴切面（图2-3-14）。

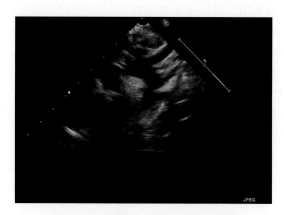

图 2-3-14　胸骨上主动脉弓长轴切面
注：二维超声显示主动脉弓降部无缩窄

超声诊断：

先天性心脏病

左、右肺动脉狭窄

房间隔缺损（继发孔）

【病例3】

患儿，男，3岁。因"体检发现心脏杂音"就诊，平时体质尚可，采用"七步法"超声心动图步骤如下（动态图2-3）。

动态图 2-3　肺动脉狭窄

第一步：胸骨旁左心室长轴切面。

该切面显示左心室流入道、流出道通畅，室间隔完整，右心室壁增厚。

第二步：胸骨旁大动脉短轴切面。

二维超声显示肺动脉瓣形态、运动尚可，瓣上肺动脉"束腰"状狭窄；彩色多普勒超声显示，肺动脉狭窄处五彩血流束。

第三步：胸部旁四腔心切面。

该切面显示房室连接一致，二、三尖瓣开放活动可，三尖瓣轻度反流。

第四步：胸骨旁五腔心切面。

该切面显示左心室流入道、流出道血流通畅。

第五步：剑突下四腔心切面。

该切面显示房间隔完整，肺静脉回流入左心房。

第六步：剑突下两房心切面。

该切面显示房间隔完整，上下腔静脉回流入右心房。

第七步：胸骨上主动脉弓长轴切面。

该切面显示主动脉弓无缩窄。

超声诊断：

肺动脉狭窄（轻度）

　三尖瓣反流（轻度）

（叶菁菁　徐玮泽）

第四节

动脉导管未闭

动脉导管未闭（Patent ductus arteriosus，PDA）是常见的先天性心血管畸形，占先天性心脏病总数的12%～15%。根据导管的形态，可分为：①漏斗型；②管型；③窗型；④哑铃型；⑤瘤型。其中以漏斗型及管型常见。

一、病理生理

较小的动脉导管未闭分流量少，可以不产生明显的影响。较大的动脉导管未闭，分流量大，肺血量增多，左心房、左心室增大，从而压迫喉返神经导致患者声音嘶哑。大量分流，可继发肺动脉高压，晚期可引起艾森门格综合征，导致差异性发绀。

二、临床表现

PDA临床表现取决于动脉导管未闭的大小及是否发生肺动脉高压。轻者可能无明显症状，重者可发生心力衰竭。常见的症状有劳累后心悸、气急、乏力，易患呼吸道感染及生长发育迟缓。典型的体征是胸骨左缘第2肋间连续性杂音，脉压增宽。肺动脉高压严重可导致上、下肢差异性发绀。

三、影像学检查

1. **超声心动图** 能直接显示动脉导管位置、内径和形态，明确动脉导管分流方向，可估测肺动脉压力（详见本节病例）。
2. **胸部X线片** 分流量大者，表现为肺血增多，左心房、左心室增大。伴有肺动脉高压时，肺动脉干突出，左、右心室均增大。
3. **心电图** 轻者可无明显异常变化，典型表现示电轴左偏、左心室高电压或左心室肥大。伴有肺动脉高压者，可出现左、右心室均肥厚。

四、治疗

目前大多数动脉导管未闭的患者可用经心导管介入封堵或者心外科微创治疗得到根治。对于过于粗大或早产儿的动脉导管未闭者，可考虑使用开胸缝扎的方法。对于动脉导管依赖型先天性心脏病运用前列腺素E1或前列腺素E2保持动脉导管开放，或者使用支架保持动脉导管开放。

五、典型病例

【病例1】

患儿，女，8个月21天。因"发现心脏杂音"就诊。采用"七步法"超声心动图步骤如下。

第一步：胸骨旁左心室长轴切面（图2-4-1）。

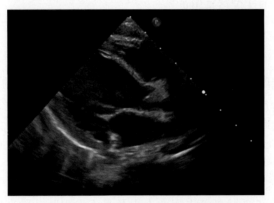

图2-4-1 胸骨旁左心室长轴切面

注：二维超声显示左心增大

第二步：胸骨旁大动脉短轴切面（图2-4-2）。

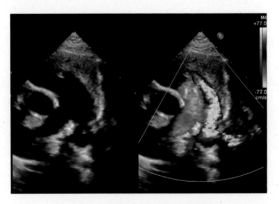

图2-4-2 胸骨旁大动脉短轴切面

注：二维超声（左侧图）及彩色多普勒超声（右侧图）显示室间隔完整，肺动脉瓣开放正常，肺动脉增宽，主肺动脉及左、右肺动脉分叉存在，肺动脉分叉处与降主动脉之间管状回声，主动脉端及肺动脉端粗细相近，为管型，降主动脉入肺动脉内五彩镶嵌血流束

第三步：胸骨旁四腔心切面（图2-4-3）。

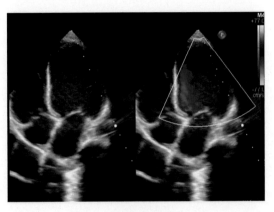

图2-4-3　胸骨旁四腔心切面

注：二维超声（左侧图）及彩色多普勒超声（右侧图）显示房、室间隔完整，房室连接一致，左心增大，二、三尖瓣回声及形态正常

第四步：胸骨旁五腔心切面（图2-4-4）。

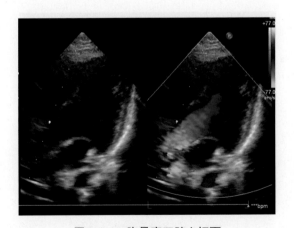

图2-4-4　胸骨旁五腔心切面

注：二维超声（左侧图）及彩色多普勒超声（右侧图）显示室间隔完整，左心室流出道及升主动脉通畅

第五步：剑突下四腔心切面（图2-4-5）。

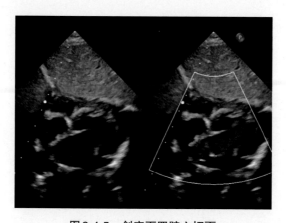

图2-4-5 剑突下四腔心切面

注：二维超声（左侧图）及彩色多普勒超声（右侧图）显示房间隔完整

第六步：剑突下两房心切面（图2-4-6）。

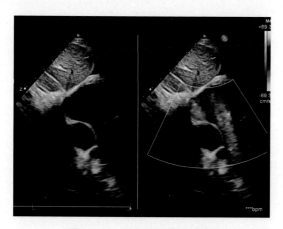

图2-4-6 剑突下两房心切面

注：二维超声（左侧图）及彩色多普勒超声（右侧图）显示上、下腔静脉回流入右心房，房间隔完整

第七步：胸骨上主动脉弓长轴切面（图2-4-7）。

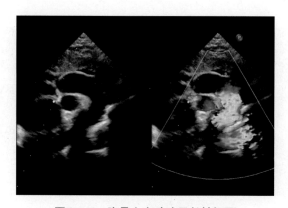

图2-4-7　胸骨上主动脉弓长轴切面

注：二维超声（左侧图）及彩色多普勒超声（右侧图）显示主动脉弓降部无缩窄，血流通畅

超声诊断：

先天性心脏病

　　动脉导管未闭（管型）

【病例2】

患儿，女，7岁11天。因"发现心脏杂音4月余"就诊。采用"七步法"超声心动图步骤如下。

第一步：胸骨旁左心室长轴切面（图2-4-8）。

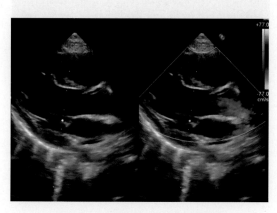

图2-4-8　胸骨旁左心室长轴切面

注：二维超声（左侧图）及彩色多普勒超声（右侧图）显示左心室稍增大，左心室流入道及流出道通畅

第二步：胸骨旁大动脉短轴切面（图2-4-9）。

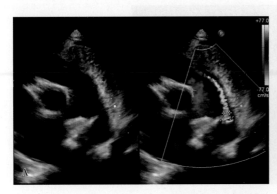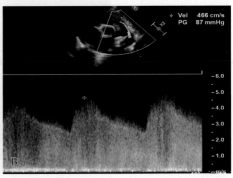

图2-4-9 胸骨旁大动脉短轴切面

注：A. 二维超声（左侧图）及彩色多普勒超声（右侧图）显示肺动脉远端与降主动脉间有管道相连，右肺动脉、左肺动脉及动脉导管3个开口呈现"三指征"，主动脉端粗，肺动脉端细，为漏斗型，降主动脉入肺动脉内五彩镶嵌血流束；B. 连续多普勒超声显示动脉导管水平连续性高速湍流频谱

第三步：胸骨旁四腔心切面（图2-4-10）。

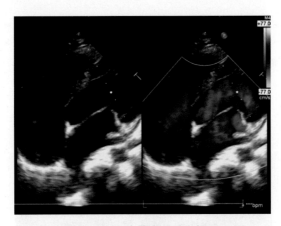

图2-4-10 胸骨旁四腔心切面

注：二维超声（左侧图）及彩色多普勒超声（右侧图）显示房、室间隔完整，房室连接一致，二、三尖瓣回声、形态正常

第四步：胸骨旁五腔心切面（图2-4-11）。

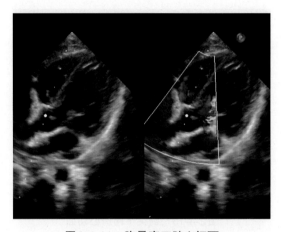

图2-4-11　胸骨旁五腔心切面

注：二维超声（左侧图）及彩色多普勒超声（右侧图）显示室间隔完整，左心室流出道及升主动脉通畅

第五步：剑突下四腔心切面（图2-4-12）。

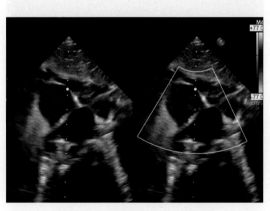

图2-4-12　剑突下四腔心切面

注：二维超声（左侧图）及彩色多普勒超声（右侧图）显示房间隔完整，左、右肺静脉入左心房

第六步：剑突下两房心切面（图2-4-13）。

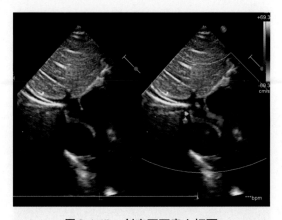

图2-4-13　剑突下两房心切面

注：二维超声（左侧图）及彩色多普勒超声（右侧图）显示房间隔完整，上、下腔静脉入右心房

第七步：胸骨上主动脉弓长轴切面（图2-4-14）。

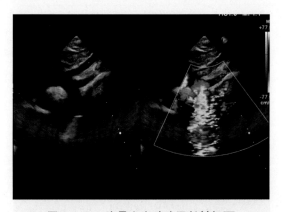

图2-4-14　胸骨上主动脉弓长轴切面

注：二维超声（左侧图）及彩色多普勒超声（右侧图）显示主动脉弓降部无缩窄，血流通畅

超声诊断：

先天性心脏病

　动脉导管未闭（漏斗型）

【病例3】

患儿，男，12个月。因"动脉导管未闭封堵术后2个月"复查，采用"七步法"步骤如下。

第一步：胸骨旁左心室长轴切面（图2-4-15）。

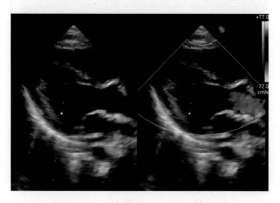

图2-4-15 胸骨旁左心室长轴切面

注：二维超声（左侧图）及彩色多普勒超声（右侧图）显示左心室仍偏大，室间隔完整，左心室流出道和升主动脉通畅，主动脉瓣及二尖瓣回声正常

第二步：胸骨旁大动脉短轴切面（图2-4-16）。

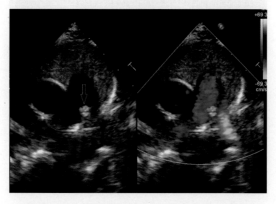

图2-4-16 胸骨旁大动脉（高位）短轴切面

注：二维超声（左侧图）及彩色多普勒超声（右侧图）显示动脉导管封堵器位置及回声（箭头所指处）正常，降主动脉与肺动脉间未见异常分流，左、右肺动脉通畅

第三步：胸骨旁四腔心切面（图2-4-17）。

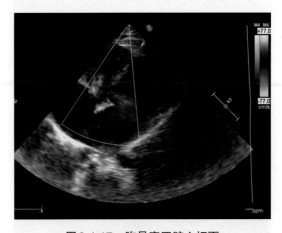

图2-4-17　胸骨旁四腔心切面

注：彩色多普勒超声显示房室连接一致；房、室间隔完整；二尖瓣及三尖瓣开放正常

第四步：胸骨旁五腔心切面（图2-4-18）。

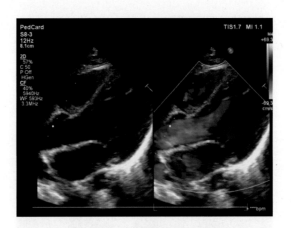

图2-4-18　胸骨旁五腔心切面

注：二维超声（左侧图）及彩色多普勒超声（右侧图）显示室间隔完整，左心室流出道及升主动脉通畅，二尖瓣回声正常

第五步：剑突下四腔心切面（图2-4-19）。

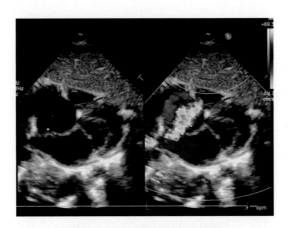

图2-4-19　剑突下四腔心切面

注：二维超声（左侧图）及彩色多普勒超声（右侧图）显示房间隔完整

第六步：剑突下两房心切面（图2-4-20）。

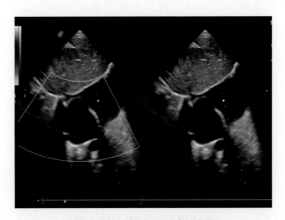

图2-4-20　剑突下两房心切面

注：二维超声（右侧图）及彩色多普勒超声（左侧图）显示房间隔完整，上腔静脉入右心房

第七步：胸骨上主动脉弓长轴切面（图2-4-21）。

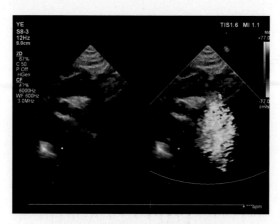

图2-4-21　胸骨上主动脉弓长轴切面

注：二维超声（左侧图）及彩色多普勒超声（右侧图）显示主动脉弓降部无缩窄，血流通畅

超声诊断：

先天性心脏病

动脉导管未闭封堵术后：心脏超声检查未见明显异常

【病例4】

患儿，女，1岁6个月。因"发现心脏杂音"就诊。采用"七步法"超声心动图步骤如下（动态图2-4）。

动态图2-4　动脉导管未闭

第一步：胸骨旁左心室长轴切面。

二维超声及彩色多普勒超声显示室间隔完整，二尖瓣及主动脉回声、形态正常，开放闭合运动正常，左心室流入道及左心室流出道正常。

第二步：胸骨旁大动脉短轴切面。

二维超声及彩色多普勒超声显示右心室流出道及肺动脉通畅，肺动脉瓣回声正常，肺动脉稍增宽，左、右动脉分叉存在，降主动脉入肺动脉内五彩镶嵌血流束。

第三步：胸骨旁四腔心切面。

二维超声及彩色多普勒超声显示房室连接正常，二、三尖瓣回声及开放闭合运动正常，室间隔、房间隔完整。

第四步：胸骨旁五腔心切面。

二维超声及彩色多普勒超声显示室间隔完整，左心室流出道及升主动脉通畅，主动脉瓣回声及开放闭合运动正常。

第五步：剑突下四腔心切面。

二维超声及彩色多普勒超声显示房间隔完整，左、右肺静脉入左心房。

第六步：剑突下两房心切面。

二维超声及彩色多普勒超声显示上腔静脉入右心房，房间隔完整。

第七步：胸骨上主动脉弓长轴切面。

二维超声及彩色多普勒超声显示主动脉弓降部无缩窄，血流通畅。

超声诊断：

先天性心脏病

　动脉导管未闭

（杨秀珍　李　丽）

第五节

法洛四联症

法洛四联症（tetralogy of fallot，TOF）是最常见的青紫型先天性心脏病，其发病率约占青紫型先天性心脏病的50%，占先天性心脏病的12% ～ 14%。

一、病理生理

胚胎时期由于圆锥动脉干的旋转和分隔发生异常，漏斗间隔向前向右移位，可导致主动脉骑跨、室间隔缺损、右心室流出道不同程度的狭窄乃至闭锁，该病预后主要取决于右心室流出道、肺动脉发育及动脉导管、侧支循环情况。TOF患儿中2.5% ～ 9%合并冠状动脉畸形。

二、临床表现

患儿表现为不同程度的发绀，哭吵和活动后加剧；喜蹲踞，年长儿可表现为杵状指（趾）。部分右心室流出道梗阻严重患儿活动后缺氧发作，表现为明显发绀、晕厥甚至抽搐，需要急诊处理。

三、影像学检查

1. **超声心动图** 可明确TOF的直接征象，详见本节病例。
2. **CT和MRI** 其主要价值在于显示外周肺动脉、侧支血管和冠状动脉。
3. **心血管造影** 主要观察右心室流出道和肺动脉的解剖，必要时加做升主动脉造影可显示冠状动脉解剖，若左冠状动脉未发出左前降支，须观察是否发自右冠状动脉近端；若发现单支左冠状动脉，则须观察右冠状动脉是否发自左前降支、回旋支还是左冠状动脉主干。

四、治疗

法洛四联症矫正术或姑息手术（肺血管发育差、左心室发育小及冠状动脉畸形影响应用右心室流出道补片者，均应先行姑息性手术后再行二期纠治手术）。

五、典型病例

【病例1】

患儿，男，6个月。因"哭吵后发绀、气促，前区杂音"就诊，采用"七步法"超声心动图步骤如下。

第一步：胸骨旁左心室长轴切面（图2-5-1）。

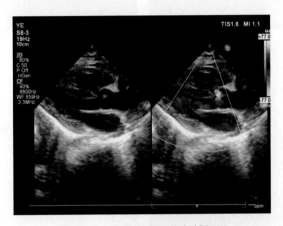

图2-5-1 胸骨旁左心室长轴切面

注：二维超声（左侧图）及彩色多普勒超声（右侧图）右心室壁增厚；室间隔回声中断，对位不良大型室间隔缺损；增宽的主动脉右移，骑跨于室间隔约25%

第二步：胸骨旁主动脉短轴切面（图2-5-2）。

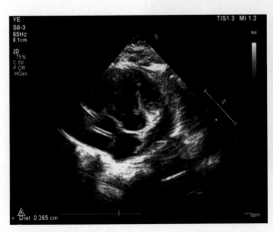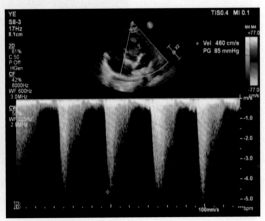

图2-5-2 胸骨旁主动脉短轴切面

注：A.二维超声；B.频谱多普勒超声

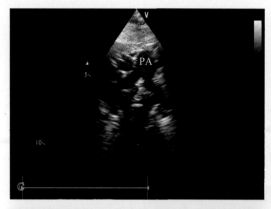

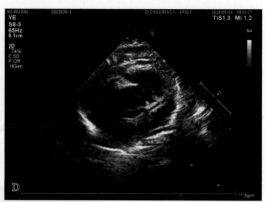

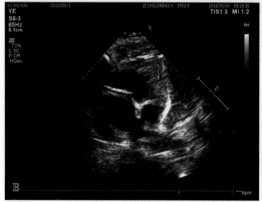

图2-5-2 胸骨旁主动脉短轴切面（续）

注：A. 二维超声显示大型、非限制型缺损室间隔缺损；圆锥隔前移造成右心室流出道狭窄；B. 脉冲波多普勒评估右心室流出道狭窄处压力阶差达到85 mmHg；C. 二维超声显示主肺动脉及左、右肺动脉的内径与；D～E. 二维超声显示左、右冠状动脉起源和分支正常；PA. 肺动脉

第三步：胸骨旁四腔心切面（图2-5-3）。

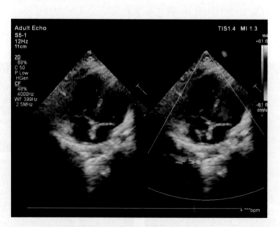

图2-5-3 胸骨旁四腔心切面

注：二维超声（左侧图）及彩色多普勒超声（右侧图）显示房室连接一致，二、三尖瓣回声开放佳，无肌部室间隔缺损

第四步：胸骨旁五腔心切面（图2-5-4）。

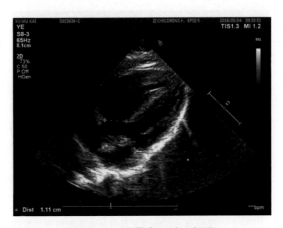

图2-5-4 胸骨旁五腔心切面

注：二维超声显示大型、非限制型干下室间隔缺损

第五步：剑突下四腔心切面（图2-5-5）。

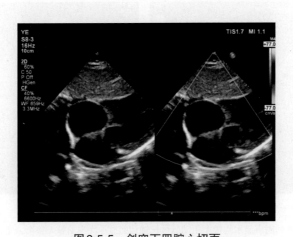

图2-5-5 剑突下四腔心切面

注：二维超声（左侧图）及彩色多普勒超声（右侧图）显示房间隔之间无交通，肺静脉回流入左心房

第六步：剑突下两房心切面（图2-5-6）。

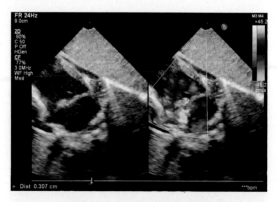

图2-5-6 剑突下两房心切面

注：二维超声（左侧图）及彩色多普勒超声（右侧图）显示卵圆孔未闭处左向右的红色细小分流

第七步：胸骨上主动脉弓长轴切面（图2-5-7）。

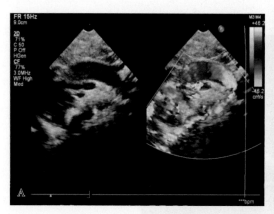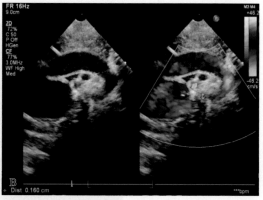

图2-5-7 胸骨上主动脉弓长轴切面

注：二维超声及彩色多普勒超声显示胸骨上主动脉弓长轴切面显示降主动脉无狭窄，主动脉、肺动脉间侧支循环

超声诊断：

先天性心脏病

法洛四联症

卵圆孔未闭

主肺动脉之间小侧支

三尖瓣轻微反流

【病例2】

患儿，男，7个月20天。因"营养落后、嘴唇青紫、心前区杂音、杵状指"就诊，采用"七步法"超声心动图步骤如下。

第一步：胸骨旁左心室长轴切面（图2-5-8）。

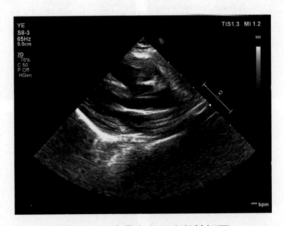

图2-5-8　胸骨旁左心室长轴切面

注：二维超声显示右心室壁增厚；室间隔回声中断，对位不良的大型室间隔缺损；增宽的主动脉右移，骑跨于室间隔约40%

第二步：胸骨旁大动脉短轴切面（图2-5-9）。

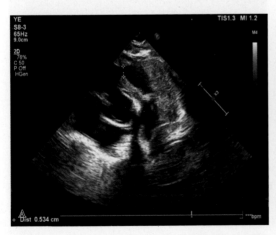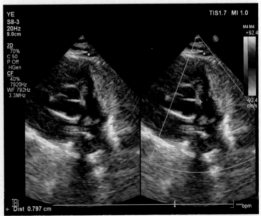

图2-5-9　胸骨旁大动脉短轴切面

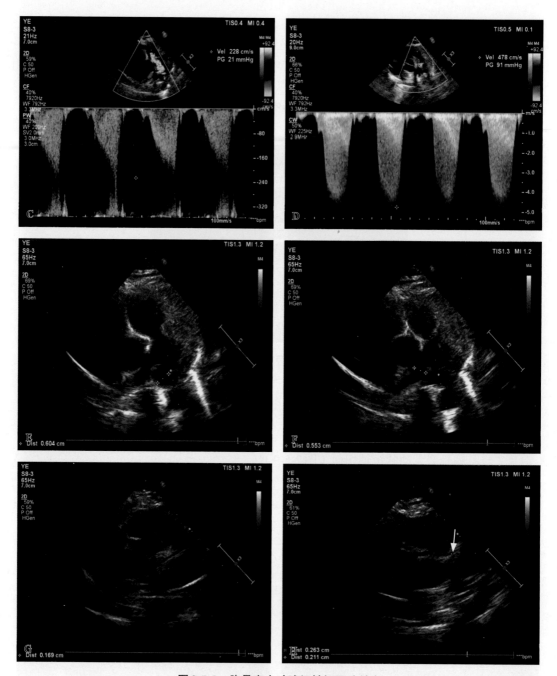

图2-5-9 胸骨旁大动脉短轴切面（续）

注：A.二维超声显示大型、非限制型室间隔缺损；圆锥隔前移造成右心室流出道狭窄；B.二维超声显示增厚的肺动脉瓣、肺动脉瓣环及主肺动脉；C.脉冲波多普勒评估右心室流出道狭窄处压力阶差 21 mmHg；D.脉冲波多普勒评估肺动脉内增高流速，峰值流速4.8 m/s，压力阶差 91 mmHg；E.二维超声显示左肺动脉内径约6 mm；F.二维超声显示右肺动脉内径约5.5 mm；G.二维超声显示左冠状动脉起源正常，未见左前降支发出；H.右冠状动脉近端发出左前降支（箭头所示）

第三步：胸骨旁四腔心切面（图2-5-10）。

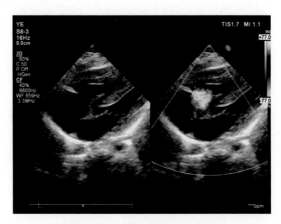

图2-5-10　胸骨旁四腔心切面
注：二维超声（左侧图）及彩色多普勒超声（右侧图）显示房室连接一致，二、三尖瓣回声开放佳

第四步：胸骨旁五腔心切面（图2-5-11）。

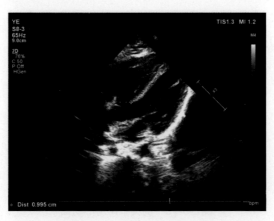

图2-5-11　胸骨旁五腔心切面
注：二维超声显示大型、非限制型干下室间隔缺损

第五步：剑突下四腔心切面（图2-5-12）。

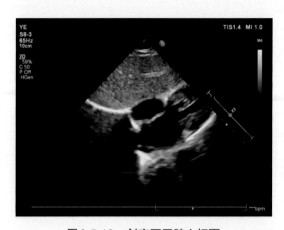

图2-5-12　剑突下四腔心切面
注：二维超声显示房间隔之间无交通，肺静脉回流入左心房

第六步：剑突下两房心切面（图2-5-13）。

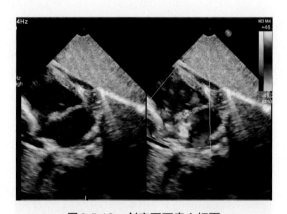

图2-5-13　剑突下两房心切面
注：二维超声（左侧图）及彩色多普勒超声（右侧图）显示卵圆孔未闭处左心房到右心房的细小分流

第七步：胸骨上主动脉弓长轴切面（图2-5-14）。

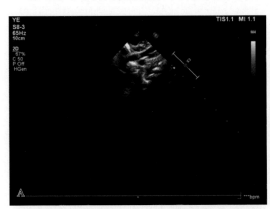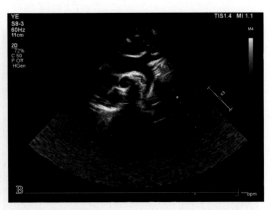

图2-5-14　胸骨上主动脉弓长轴切面

注：A、B.二维超声显示无名动脉分支向左，为右位主动脉弓

超声诊断：

先天性心脏病

法洛四联症

冠状动脉畸形（前降支起源于右冠状动脉）

卵圆孔未闭

三尖瓣轻度反流

右位主动脉弓

【病例3】

患儿，男，7个月20天。因"气急、口周青紫、心前区杂音"就诊，采用"七步法"超声心动图步骤如下。

第一步：胸骨旁左心室长轴切面（图2-5-15）。

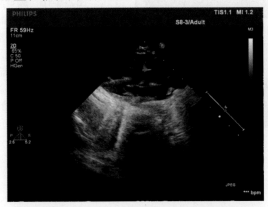

图2-5-15　胸骨旁左心室长轴切面

注：二维超声显示右心室增大，壁增厚；室间隔回声中断，对位不良的大型室间隔缺损；主动脉右移，骑跨于室间隔约50%

第二步：胸骨旁大动脉短轴切面（图2-5-16）。

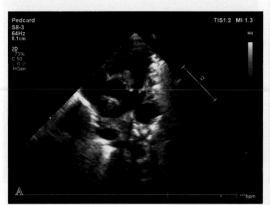
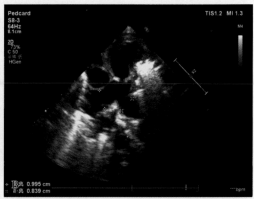

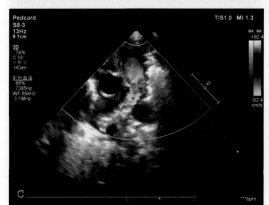
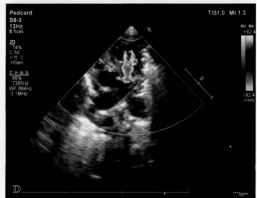

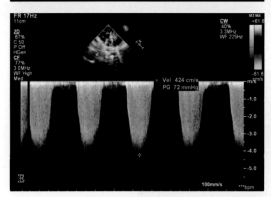

图2-5-16　胸骨旁大动脉短轴切面

注：A.二维超声显示增厚的肺动脉瓣、肺动脉瓣环及肺动脉瓣的部分回声失落；B.二维超声显示扩张的主肺动脉及左、右肺动脉；C.彩色多普勒超声显示，收缩期经肺动脉瓣入肺动脉的蓝色五彩血流束；D.彩色多普勒超声显示，舒张期经肺动脉瓣入右心室流出道的红色反流束；E.脉冲波多普勒评估收缩期肺动脉内增高血流速，峰值流速4.2 m/s，压力阶差72 mmHg

第三步：胸骨旁四腔心切面（图2-5-17）。

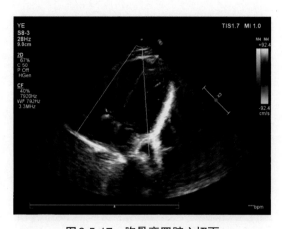

图2-5-17　胸骨旁四腔心切面
注：彩色多普勒超声显示房室连接一致，二、三尖瓣回声开放佳

第四步：胸骨旁五腔心切面（图2-5-18）。

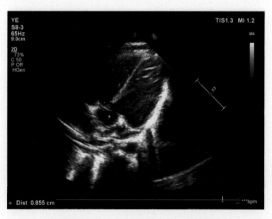

图2-5-18　胸骨旁五腔心切面
注：二维超声显示大型，非限制型干下室间隔缺损

第五步：剑突下四腔心切面（图2-5-19）。

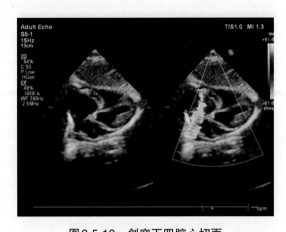

图2-5-19　剑突下四腔心切面

注：二维超声（左侧图）及彩色多普勒超声（右侧图）显示肺静脉回流入左心房

第六步：剑突下两房心切面（图2-5-20）。

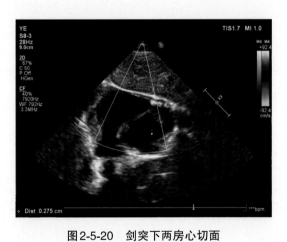

图2-5-20　剑突下两房心切面

注：彩色多普勒超声显示卵圆孔未闭处左心房到右心房细小分流

第七步：胸骨上主动脉弓长轴切面（图2-5-21）。

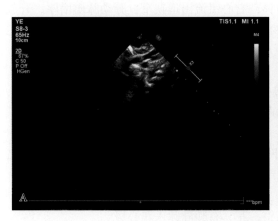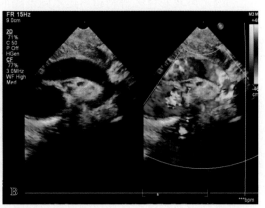

图2-5-21　胸骨上主动脉弓长轴切面

注：A.二维超声；B.二维超声（左侧图）及彩色多普勒超声（右侧图）；无名动脉分支向左，为右位主动脉弓

超声诊断：

先天性心脏病

法洛四联症

肺动脉瓣缺如

卵圆孔未闭

右位主动脉弓

三尖瓣轻度反流

【病例4】

患儿，女，8个月2天，因"发育落后、嘴唇青紫、心前区杂音"就诊。采用"七步法"超声心动图步骤如下（动态图2-5）。

动态图2-5　法洛四联症

第一步：胸骨旁左心室长轴切面。

二维超声及彩色多普勒超声显示干下型室间隔缺损，主动脉增宽、骑跨在室间隔上约30%；二尖瓣及主动脉瓣回声、形态正常，开放闭合运动正常，左心室流入道及流出道未见梗阻。

第二步：胸骨旁主动脉短轴切面。

二维超声及彩色多普勒超声显示圆锥隔前移，右心室流出道狭窄，肺动脉瓣增厚，开放受限；主肺动脉和左、右肺动脉发育尚可；右心室流出道、主肺动脉及左、右肺动脉内蓝色五彩血流束。

第三步：胸骨旁四腔心切面。

二维超声及彩色多普勒超声显示房室连接一致，二、三尖瓣回声及开放闭合运动正常，三尖瓣轻微反流；此切面的室间隔、房间隔回声无失落。

第四步：胸骨旁五腔心切面。

二维超声及彩色多普勒超声显示较大干下型室间隔缺损，主动脉增宽骑跨于室间隔之上；左心室流出道及主动脉通畅，主动脉瓣回声及开放闭合运动正常。

第五步：剑突下四腔心切面。

二维超声及彩色多普勒超声显示房间隔完整，左、右肺静脉入左心房。

第六步：剑突下两腔心切面。

二维超声及彩色多普勒超声显示上腔静脉入右心房，房间隔完整。

第七步：胸骨上主动脉弓长轴切面。

二维超声及彩色多普勒超声显示主动脉弓降部无缩窄，主肺动脉间见侧枝血管形成。

超声诊断：

先天性心脏病

    法洛四联症

    主肺动脉间侧支血管形成

（叶菁菁　徐玮泽）

第六节

完全性大动脉转位

完全性大动脉转位（complete transposition of the great arteries，TGA）是指心房与心室连接一致，而心室与大动脉连接不一致的复杂先天性心血管畸形。最常见的类型为主动脉在肺动脉的右前方，与形态学（解剖）右心室连接，肺动脉在主动脉的左后方，与形态学（解剖）左心室连接。若未经治疗，约50%的患者在1个月内死亡，90%的患者在1周岁内死亡。

一、病理生理

TGA患者体肺循环截然分开，血流动力学改变严重，常合并房间隔缺损、卵圆孔未闭、室间隔缺损、动脉导管未闭，有利于维持体循环的血氧饱和度；同时也可合并肺动脉狭窄、主动脉弓缩窄、冠状动脉起源及走行异常等畸形。TGA分为3类①TGA伴室间隔完整：右心室负荷增加而肥厚扩大，室间隔可偏向左心室，患儿血氧依赖动脉导管或房间隔缺损，此类患儿缺氧严重；②TGA伴室间隔缺损：室间隔水平分流使左心室、右心室血液混合增多，青紫减轻，但肺血流量增加可导致心力衰竭；③TGA合并室间隔缺损及肺动脉狭窄型：血流动力学改变类似法洛四联症。

二、临床表现

可于孕检或新生儿体检时发现，患儿较早出现发绀，半数出生时即存在，绝大多数始于1个月内。随着年龄增长及活动量增加，逐渐加重。患儿常发育不良，出生后3～4周出现喂养困难，常有多汗、气促、肝大和肺部细湿啰音等症状。合并巨大室间隔缺损时早期出现肺动脉高压及心力衰竭；合并肺动脉狭窄时发绀较明显；合并动脉导管未闭时，上肢青紫较下肢重，表现为差异性发绀。早期出现杵状指、趾。

三、影像学检查

1. **超声心动图**　二维超声显示房室连接一致，心室与大动脉连接不一致。彩色多普勒超声有助于观察心内分流的情况（详见本节病例）。

2. **胸部X线片**　常表现为心影进行性增大，大多数患者肺纹理增多，典型患者出现"蛋形心"。若合并肺动脉狭窄者肺纹理减少。

3. **心电图**　婴儿期显示电轴右偏，右心室肥大，有时尚有右心房肥大。肺血流量明显增加时则可出现电轴正常或左偏，左心室、右心室肥大等。

4. **心导管检查**　导管可从右心室直接插入主动脉，右心室压力与主动脉相等。也可经房间隔缺损到左心再入肺动脉，肺动脉血氧饱和度高于主动脉。

5. 心血管造影 右心室造影时可见主动脉发自右心室，左心室造影可见肺动脉发自左心室，选择性升主动脉造影可显示大动脉的位置关系，判断是否合并冠状动脉畸形。

四、手术治疗

TGA的手术治疗包括姑息性手术和根治术。姑息性手术包括球囊房间隔成形术及肺动脉环缩术。根治性手术包括生理纠治术（Senning或Mustard手术）和解剖纠正手术（switch手术）。

五、典型病例

【病例1】

患儿，女，2天。"孕检时发现心脏结构异常，出生后面色青紫"，采用"七步法"超声心动图步骤如下。

第一步：胸骨旁左心室长轴切面（图2-6-1）。

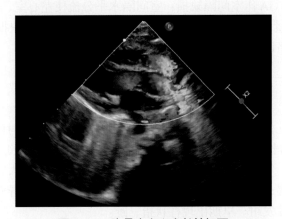

图2-6-1 胸骨旁左心室长轴切面

注：彩色多普勒超声显示2支大动脉平行发自左心室、右心室，前方为主动脉；后方为肺动脉，可见分叉。左心室流出道、右心室流出道及主动脉瓣、肺动脉瓣未见明显异常

第二步：胸骨旁大动脉短轴切面（图2-6-2）。

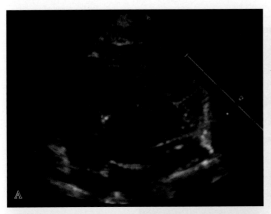

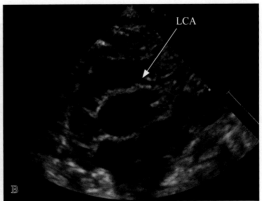

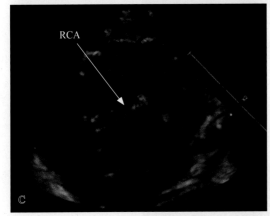

图2-6-2　胸骨旁大动脉短轴切面
注：A. 二维超声显示2支大动脉呈右前和左后位；
B. 胸骨旁大动脉短轴切面二维超声显示左冠状动脉
（LCA）发自右前的主动脉1号窦（箭头所示），左冠状
动脉发出前降支和回旋支；C. 胸骨旁大动脉短轴切面二
维超声显示右冠状动脉（RCA）发自右前的主动脉2号
窦（箭头所示）

第三步：胸部旁四腔心切面（图2-6-3）。

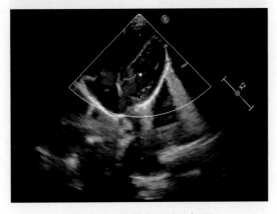

图2-6-3　胸骨旁四腔心切面
注：彩色多普勒超声显示房室连接正常，房室瓣开
放活动佳

第四步：胸骨旁五腔心切面（图2-6-4）。

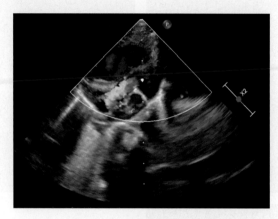

图2-6-4　胸骨旁五腔心切面

注：彩色多普勒超声显示发自左心室的肺动脉，未见明显狭窄

第五步：剑突下四腔心切面（图2-6-5）。

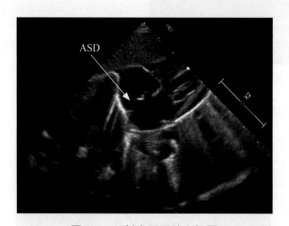

图2-6-5　剑突下四腔心切面

注：二维超声显示房间隔中上部回声中断（箭头所示）；ASD. 房间隔缺损

第六步：剑突下两房心切面（图2-6-6）。

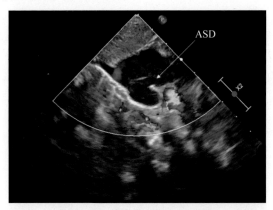

图2-6-6　剑突下两房心切面

注：彩色多普勒超声显示房间隔水平红色分流血流束；ASD. 房间隔缺损

第七步：胸骨上主动脉弓长轴切面（图2-6-7）。

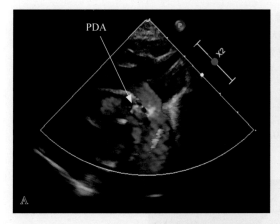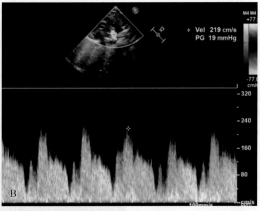

图2-6-7　胸骨上主动脉弓长轴切面

注：A. 胸骨上主动脉弓长轴切面显示主动脉3个分支及肺动脉分叉处，彩色多普勒超声显示主动脉与肺动脉间动脉导管内红色分流束（箭头所示）；B. 胸骨上主动脉弓长轴切面：连续波多普勒测得动脉导管峰值流速2.19 m/s，压差19 mmHg，提示肺动脉高压；PDA. 动脉导管未闭

超声诊断：

先天性心脏病

　　完全型大动脉转位

　　动脉导管未闭

　　房间隔缺损

　　三尖瓣轻度反流

　　肺动脉高压

【病例2】

患儿，男，2岁10个月。临床表现为杵状指，双侧脸颊及口唇发绀，心前区可闻及Ⅲ级收缩期杂音，采用"七步法"超声心动图步骤如下。

第一步：胸骨旁左心室长轴切面（图2-6-8）。

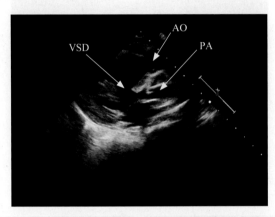

图2-6-8　胸骨旁左心室长轴切面

注：二维超声显示2支大动脉平行发自左心室、右心室，前方为主动脉，后方为肺动脉，可见分叉，肺动脉瓣回声增厚，开放受限，室间隔回声中断；VSD.室间隔缺损；AO.主动脉；PA.肺动脉

第二步：胸骨旁大动脉短轴切面（图2-6-9）。

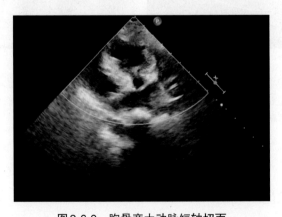

图2-6-9　胸骨旁大动脉短轴切面

注：彩色多普勒超声显示主动脉位于右前，肺动脉狭窄，位于左后

第三步：胸骨旁四腔心切面（图2-6-10）。

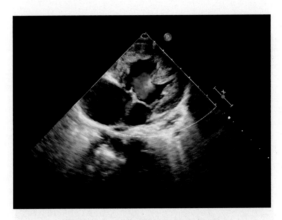

图2-6-10　胸骨旁四腔心切面

注：房室连接一致，右心室肥厚，室间隔流入道回
声失落；彩色多普勒超声显示室间隔水平蓝色分流束

第四步：胸骨旁五腔心切面（图2-6-11）。

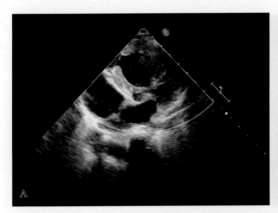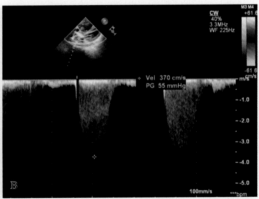

图2-6-11　胸骨旁五腔心切面

注：A. 彩色多普勒超声显示右心增大，右心室壁肥厚；肺动脉发自左心室，肺动脉狭窄；B. 连续波多普勒测
得肺动脉流速为3.7 m/s，压差55 mmHg

第五步：剑突下四腔心切面（图2-6-12）。

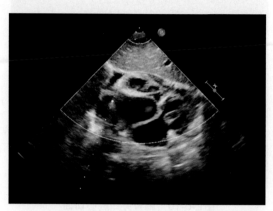

图2-6-12　剑突下四腔心切面

注：彩色多普勒超声显示房间隔完整，三尖瓣轻度反流

第六步：剑突下两房心切面（图2-6-13）。

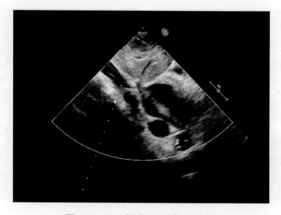

图2-6-13　剑突下两房心切面

注：彩色多普勒超声显示房间隔完整

第七步：胸骨上主动脉弓长轴切面（图2-6-14）。

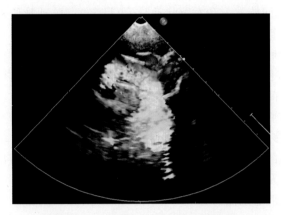

图2-6-14　胸骨上主动脉弓长轴切面
注：彩色多普勒超声显示主动脉弓及分支、降主动脉未见狭窄

超声诊断：

先天性心脏病

　　完全型大动脉转位

　　肺动脉狭窄

　　室间隔缺损

　　三尖瓣轻度反流

【病例3】

患儿，男，3天，因"皮肤青紫7小时"就诊，采用"七步法"超声心动图步骤如下（动态图2-6）。

动态图2-6　完全性大动脉转位

第一步：胸骨旁左心室长轴切面。

二维超声及彩色多普勒超声显示室间隔缺损完整，2支大血管平行自左、右心室发出，前、后血管内径相近，2组半月瓣活动回声佳；二尖瓣及主动脉瓣回声、形态正常，开放闭合运动正常，左心室流入道及流出道未见梗阻。

第二步：胸骨旁主动脉短轴切面。

二维超声及彩色多普勒超声显示2支大血管平行，主动脉位于右前，发出左冠状动脉（1号窦，发出前降支和回旋支）和右冠状动脉（2号窦）；肺动脉位于左后，可见左、右肺动脉分叉及未闭动脉导管，主肺动脉和左右肺动脉发育佳。

第三步：胸骨旁四腔心切面。

二维超声及彩色多普勒超声显示房室连接一致，二、三尖瓣回声及开放闭合运动正常，右心增大；此切面的室间隔完整，房间隔可见回声失落。

第四步：胸骨旁五腔心切面。

二维超声及彩色多普勒超声显示主动脉、肺动脉平行发出；主动脉发自右侧的解剖右心室，肺动脉发自左侧的解剖左心室；左心室流入道、左、右心室流出道通畅，主动脉瓣及肺动脉瓣、二尖瓣回声及开放闭合运动正常。

第五步：剑突下四腔心切面。

二维超声及彩色多普勒超声显示房间隔中部回声失落，红色血流自左心房向右心房分流，左、右肺静脉入左心房。

第六步：剑突下两腔心切面。

二维超声及彩色多普勒超声显示上腔静脉入右心房，房间隔中部回声失落，红色血流自左心房向右心房分流，左、右肺静脉入左心房。

第七步：胸骨上主动脉弓长轴切面。

二维超声及彩色多普勒超声显示主动脉弓降部无缩窄，动脉导管未闭处五彩血流信号。

超声诊断：

先天性心脏病

　　完全性大动脉转位

　　房间隔缺损

　　动脉导管未闭

　　右心增大

（傅行鹏　叶菁菁）

第七节

肺动脉闭锁

肺动脉闭锁（pulmonary atresia，PA）是一类少见的严重发绀型先天性心脏病，是指右心室和肺动脉之间的中断，导致右心室的血流无法到达肺动脉进行氧合。根据有无室间隔缺损分为室间隔完整型肺动脉闭锁（pulmonary atresia with intact ventricular septum，PA/IVS）和伴有室间隔缺损型肺动脉闭锁（pulmonary atresia with ventricular septal defect，PA/VSD）两种类型，前者占所有先天性心脏病的0.7%～3.1%，后者约2%。

一、病理生理

1. PA/IVS 肺动脉瓣发育异常导致肺动脉闭锁，右心室与肺动脉之间无交通。肺动脉由未闭的动脉导管供应，肺动脉总干及分支通常发育较好；室间隔完整，右心室及三尖瓣可存在不同程度发育不良。冠状动脉可有心肌窦状隙开放或冠状动脉-右心室瘘存在。

2. PA/VSD 右心室漏斗部、肺动脉瓣、肺动脉干及左、右肺动脉任何水平的闭锁造成右心室到肺动脉前向血流完全梗阻，伴有室间隔缺损；肺组织的血液供应来自未闭的动脉导管或（和）主肺动脉侧支循环，肺血管有不同程度的发育不良，一般左、右心室发育良好。

二、临床表现

1. 症状 多数患儿出生后数日出现发绀，呼吸困难，进行性低氧血症。发绀的程度取决于动脉导管分流到肺动脉的血流量。

2. 体征 发绀面容，常伴有杵状指。大多在胸骨左缘可闻及三尖瓣反流的全收缩期杂音，或者闻及动脉导管的以收缩期为主的连续性杂音，心脏杂音变化较多。

三、影像学检查

1. 超声心动图 诊断肺动脉闭锁，详见本节病例。

2. 胸部X线片 表现出生后早期心脏呈进行性增大，主动脉扩张，肺动脉段凹陷，肺血管纹理显著减少。

3. 右心室造影 右心室流出道与肺动脉完全阻塞。右心室腔缩小并可显示心肌的窦状隙；右心室不小或扩大者，常可见三尖瓣关闭不全。

4. 心电图 右心房扩大，右心室肥厚。

四、治疗

手术治疗，若右心室和三尖瓣发育良好，行双心室矫治术。若右心室和三尖瓣发育不全，评估后选用双心室矫治术、"一个半"心室矫治术或姑息手术。

五、典型病例

【病例1】

患儿，男，7岁3个月。因"咳嗽气促，皮肤发绀，心脏杂音"就诊，采用"七步法"超声心动图步骤如下。

第一步：胸骨旁左心室长轴切面（图2-7-1）。

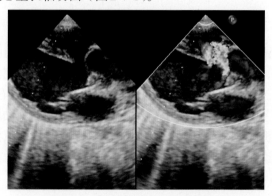

图2-7-1 胸骨旁左心室长轴切面

注：二维超声（左侧图）显示干下型室间隔缺损，主动脉骑跨；彩色多普勒超声（右侧图）显示心室水平红蓝双向分流束

第二步：胸骨旁大动脉短轴切面（图2-7-2）。

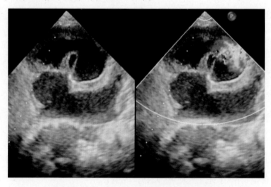

图2-7-2 胸骨旁大动脉短轴切面

注：二维超声（左侧图）和彩色多普勒超声（右侧图）显示右心室壁增厚，干下型室间隔缺损，未见右心室流出道、肺动脉瓣、肺动脉主干及肺动脉分支

第三步：胸骨旁四腔心切面（图2-7-3）。

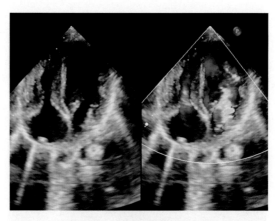

图2-7-3　胸骨旁四腔心切面

注：二维超声（左侧图）和彩色多普勒超声（右侧图）显示房、室连接一致，二、三尖瓣回声及开放运动正常；右心室壁增厚，右心室流入部及心尖部可见发育，右心室左右径略偏小，长径正常

第四步：胸骨旁五腔心切面（图2-7-4）。

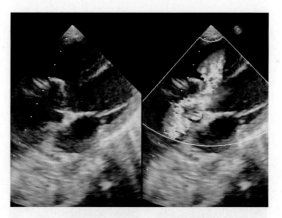

图2-7-4　胸骨旁五腔心切面

注：二维超声（左侧图）显示右心室壁增厚，干下型室间隔缺损；主动脉骑跨，左心室流出道及升主动脉通畅。彩色多普勒显示（右侧图），心室水平右向左蓝色分流束

第五步：剑突下四腔心切面（图2-7-5）。

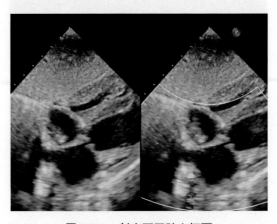

图2-7-5　剑突下四腔心切面

注：二维超声（左侧图）和彩色多普勒超声（右侧图）显示右心室壁增厚，房间隔完整，肺静脉回流入左心房

第六步：剑突下两房心切面（图2-7-6）。

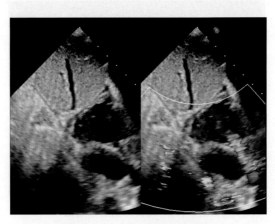

图2-7-6　剑突下两房心切面

注：二维超声（左侧图）和彩色多普勒超声（右侧图）腔静脉回流入右心房，房间隔完整

第七步：胸骨上主动脉弓长轴切面（图2-7-7）。

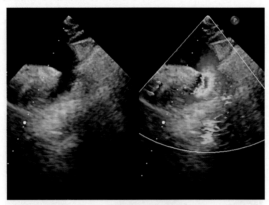

图2-7-7 胸骨上主动脉弓长轴切面

注：二维超声（左侧图）和彩色多普勒超声（右侧图）显示主动脉弓降部无缩窄，血流通畅，降主动脉旁多处侧支五彩血流信号

超声诊断：

先天性心脏病

  肺动脉闭锁

  室间隔缺损

  降主动脉旁多支侧支血管

  右心室高压

【病例2】

患儿，男，18天。因"咳嗽气喘，哭吵后发绀"就诊，采用"七步法"步骤如下。

第一步：胸骨旁左心室长轴切面（图2-7-8）。

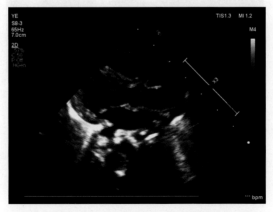

图2-7-8 胸骨旁左心室长轴切面

注：二维超声显示室间隔完整，右心室壁肥厚

第二步：胸骨旁大动脉短轴切面（图2-7-9）。

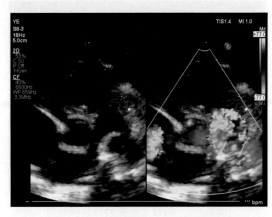

图2-7-9 胸骨旁大动脉短轴切面

注：二维超声（左侧图）显示肺动脉瓣呈带状，回声增强，未见开放活动，主肺动脉及左、右肺动脉发育可，显示动脉导管未闭。彩色多普勒超声（右侧图）显示，肺动脉瓣水平无血流信号，动脉导管五彩血流从降主动脉入主肺动脉

第三步：胸骨旁四腔心切面（2-7-10）。

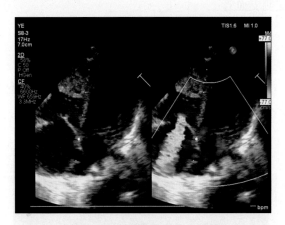

图2-7-10 胸骨旁四腔心切面

注：二维超声（左侧图）显示右心室壁增厚，右心室腔小，右心室流入道发育可，心尖部发育较差；右心房偏大，房间隔偏向左侧。房室连接一致，三尖瓣回声稍增强，关闭不全；二尖瓣回声正常，关闭佳，彩色多普勒超声（右侧图）显示三尖瓣中度反流

第四步：胸骨旁五腔心切面（2-7-11）。

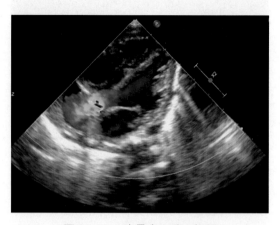

图2-7-11　胸骨旁五腔心切面

注：彩色多普勒超声显示右心室壁增厚，室间隔完整，左心室流入道、流出道及升主动脉通畅

第五步：剑突下四腔心切面（图2-7-12）。

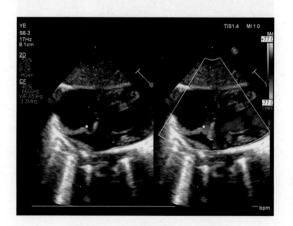

图2-7-12　剑突下四腔心切面

注：二维超声（左侧图）及彩色多普勒超声（右侧图）显示右心室壁增厚，右心房增大，房间隔偏向左侧，房间隔水平右向左蓝色分流束

第六步：剑突下两房心切面（图2-7-13）。

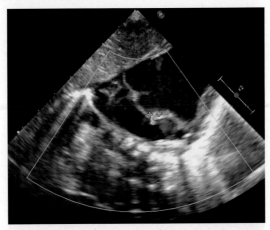

图2-7-13　剑突下两房心切面

注：彩色多普勒超声显示房间隔偏向左侧，房间隔水平右向左蓝色分流束

第七步：胸骨上主动脉弓长轴切面（图2-7-14）。

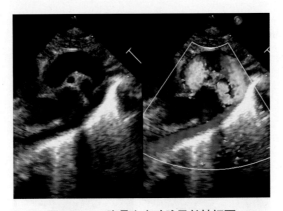

图2-7-14　胸骨上主动脉弓长轴切面

注：二维超声（左侧图）和彩色多普勒超声（右侧图）显示主动脉弓降部无缩窄，动脉导管未闭红色血流信号

超声诊断：

先天性心脏病

　　肺动脉瓣闭锁

　　卵圆孔未闭（右向左分流）

　　动脉导管未闭

　　三尖瓣中度反流

　　右心室高压

（张宝富　俞　劲）

第八节

完全性肺静脉异位引流

完全性肺静脉异位引流（total anomalous pulmonary venous connection，TAPVC）指所有肺静脉都不与左心房相连，而直接或经体静脉间接入右心房。TAPVC发病率占所有先天性心脏病的1.5%～3%，几乎均伴有房间隔缺损或卵圆孔未闭，通过右向左的分流来维持体循环。

一、病理生理

根据4支肺静脉连接部位及途径的不同，完全性肺静脉异位引流可分为4型。

1. 心上型　占42%～60%，肺静脉形成共同肺静脉干后经左心房左后方的垂直静脉上行汇入左无名静脉、奇静脉或直接引流入上腔静脉。

2. 心内型　占21%～43%，既可为肺静脉汇合为共同肺静脉干后汇入冠状静脉窦，也可为肺静脉各自直接与右心房相连。

3. 心下型　占8%～28%，4支肺静脉汇入共同肺静脉干，经垂直静脉引流入下腔静脉、门静脉或静脉导管。

4. 混合型　占3%～10%，4支肺静脉可以不同的组合方式，经不同的途径汇入体静脉和（或）右心房的不同部位，类型较多而且复杂。

二、临床表现

完全型肺静脉异位引流患儿发育不良，发绀，气急，喂养困难。心前区隆起，胸骨左缘第2肋间可闻及收缩期喷射性杂音，肺动脉瓣第2音增强、分裂，可有奔马律等右心衰竭的表现。如存在肺静脉回流梗阻者，多在出生后不久即出现心力衰竭、肺淤血及肺水肿，患者多于1个月内死亡。早期诊断和手术治疗是关键。

三、治疗

如患者存在梗阻，应尽早手术；对梗阻症状不严重，出生1～2周方显症状者，可先用球囊导管行房缺扩大的操作，或者择时手术。手术的目的是将肺静脉回路直接归入左心房。

四、典型病例

【病例1】

患儿，男，23天。因"肺炎住院"治疗，咳嗽气促，口周发绀，氧饱和度80%～90%，采用"七步法"步骤如下。

第一步：胸骨旁左心室长轴切面（图2-8-1）。

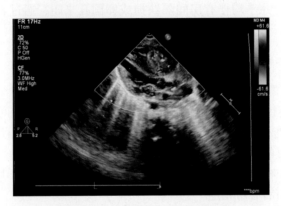

图2-8-1 胸骨旁左心室长轴切面

注：彩色多普勒超声显示右心室明显增大，室间隔完整，偏向左心室；左心室流出道通畅，主动脉瓣回声形态正常

第二步：胸骨旁大动脉短轴切面（图2-8-2）。

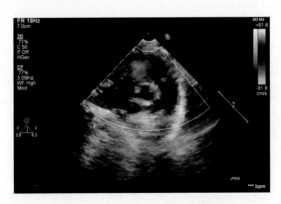

图2-8-2 胸骨旁大动脉短轴切面

注：彩色多普勒超声显示室间隔完整，右心室壁增厚，右心室流出道通畅，肺动脉瓣回声形态正常，左、右肺动脉分叉存在

第三步：胸骨旁四腔心切面（图2-8-3）。

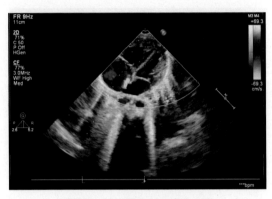

图2-8-3　胸骨旁四腔心切面

注：彩色多普勒超声显示房室连接正常，二、三尖瓣回声形态正常；右心增大，右心室壁增厚，室间隔完整；左心偏小，左心房无肺静脉汇入

第四步：胸骨旁五腔心切面（图2-8-4）。

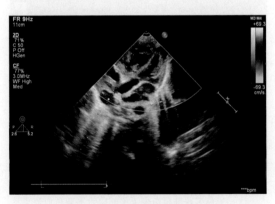

图2-8-4　胸骨旁五腔心切面

注：彩色多普勒超声显示右心室增大，室壁增厚，室间隔完整；肺静脉汇合成一共干，未入左心房

第五步：剑突下四腔心切面（图2-8-5）。

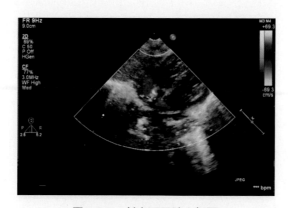

图2-8-5　剑突下四腔心切面
注：彩色多普勒超声显示房间隔水平蓝色血流束从
右心房入左心房

第六步：剑突下两房心切面（图2-8-6）。

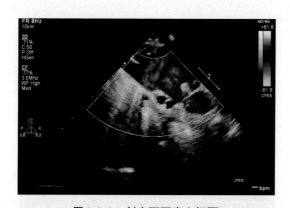

图2-8-6　剑突下两房心切面
注：彩色多普勒超声显示房间隔水平蓝色血流束从
右心房入左心房，上腔静脉入右心房

第七步：胸骨上主动脉弓长轴切面（图2-8-7）。

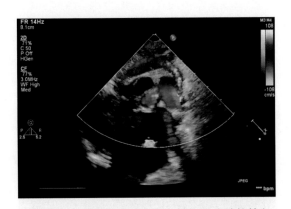

图2-8-7 胸骨上主动脉弓长轴切面（稍偏转）

注：彩色多普勒超声显示主动脉弓旁红色向上血流
束经左无名静脉汇入右上腔静脉，右上腔静脉增宽

超声诊断：

先天性心脏病

　　完全性肺静脉异位引流（心上型）

　　房间隔缺损（右向左分流）

　　肺动脉高压

【病例2】

患儿，女，1天6小时。出生后即出现阵发性咳嗽，稍有气促，哭声低，出生后第一次
喂奶后呕吐3次，采用"七步法"步骤如下。

第一步：胸骨旁左心室长轴切面（图2-8-8）。

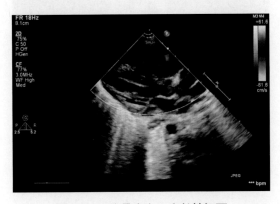

图2-8-8 胸骨旁左心室长轴切面

注：彩色多普勒超声显示右心室明显增大，室间隔完
整，偏向左心室；二尖瓣回声正常，主动脉瓣回声和开放
正常，左心室流出道及升主动脉通畅；冠状静脉窦扩大

第二步：胸骨旁大动脉短轴切面（图2-8-9）。

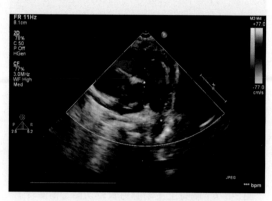

图2-8-9 胸骨旁大动脉短轴切面

注：右心室流出道通畅，肺动脉增宽，肺动脉瓣开放正常，左、右肺动脉分叉存在；彩色多普勒超声显示动脉导管水平红色分流束

第三步：胸骨旁四腔心切面（图2-8-10）。

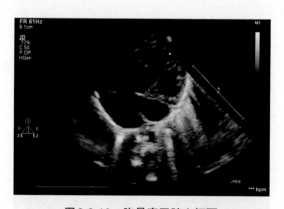

图2-8-10 胸骨旁四腔心切面

注：二维超声显示房室连接一致；右心明显增大，右心室壁增厚；冠状静脉窦扩大；左心房未见肺静脉汇入

第四步：胸骨旁五腔心切面（图2-8-11）。

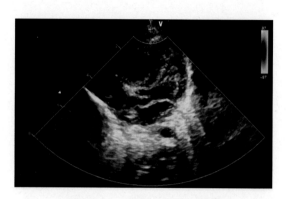

图2-8-11　胸骨旁五腔心切面

注：二维超声显示右心室增大，右心室壁增厚，室
间隔完整，偏向左心室；左心房内未见肺静脉汇入

第五步：剑突下四腔心切面（图2-8-12）。

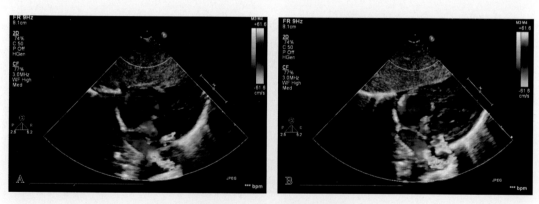

图2-8-12　剑突下四腔心切面

注：A. 彩色多普勒超声显示房间隔回声中断处蓝色血流束从右心房入左心房；B. 彩色多普勒超声显示肺静脉于
左心房后方汇合成一总干经冠状静脉窦入右心房

第六步：剑突下两房心切面（图2-8-13）。

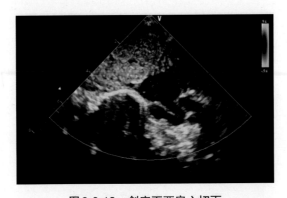

图2-8-13 剑突下两房心切面

注：彩色多普勒超声显示右心房增大，房间隔回声中断处蓝色血流束从右心房入左心房

第七步：胸骨上主动脉弓长轴切面（图2-8-14）。

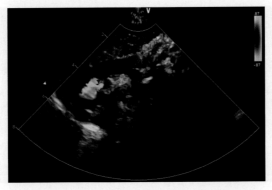

图2-8-14 胸骨上主动脉弓长轴切面

注：彩色多普勒超声显示主动脉弓降部无明显缩窄

超声诊断：

先天性心脏病

　完全性肺静脉异位引流（心内型，经冠状静脉窦入右心房）

　房间隔缺损（右向左分流）

　动脉导管未闭

　肺动脉高压

【病例3】

患儿，男，12天。因"出生后吃奶发绀12天，少吃、下肢水肿3天"入院，采用"七步法"步骤如下。

第一步：胸骨旁左心室长轴切面（图2-8-15）。

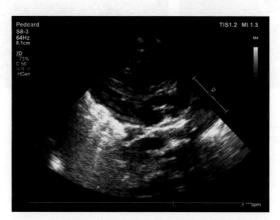

图2-8-15　胸骨旁左心室长轴切面

注：二维超声显示右心室明显增大，右心室壁增厚，室间隔完整，偏向左心室

第二步：胸骨旁大动脉短轴切面（图2-8-16）。

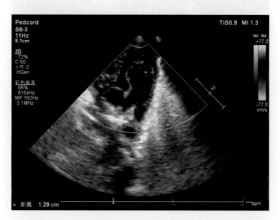

图2-8-16　胸骨旁大动脉短轴（高位）切面

注：彩色多普勒超声显示肺动脉明显扩张，左、右肺动脉存在

第三步：胸骨旁四腔心切面（图2-8-17）。

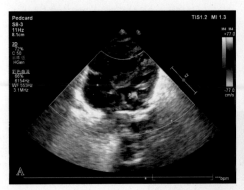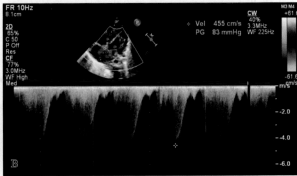

图2-8-17　胸骨旁四腔心切面

注：彩色多普勒超声显示A. 右心增大，右心室壁增厚；室间隔完整，偏向左心室；房间隔水平蓝色血流束从右心房入左心房；左心房内未见肺静脉汇入；B. 频谱多普勒超声显示三尖瓣轻-中度反流，峰值流速4.55 m/s，压差83 mmHg，提示重度肺动脉高压

第四步：胸骨旁五腔心切面（图2-8-18）。

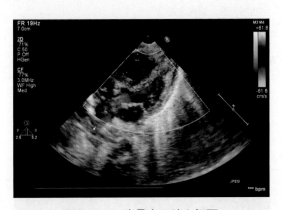

图2-8-18　胸骨旁五腔心切面

注：彩色多普勒超声显示右心室增大，右心室壁增厚；室间隔完整，凸向左心室；左心房内未见肺静脉汇入

第五步：剑突下四腔心切面（图2-8-19）。

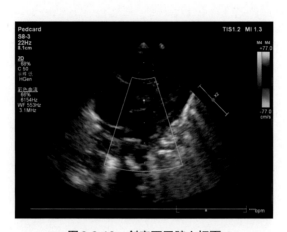

图2-8-19　剑突下四腔心切面

注：右心房、右心室增大，右心室壁增厚，彩色多
普勒超声显示房间隔水平蓝色分流束

第六步：剑突下两房心切面（图2-8-20）。

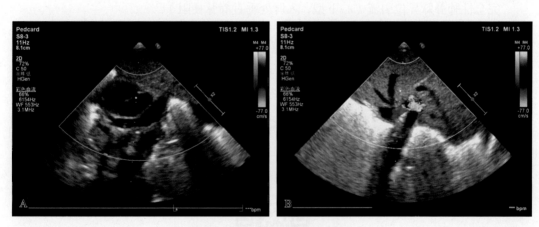

图2-8-20　剑突下两房心切面

注：彩色多普勒超声；A. 左心房后方一垂直静脉干穿过膈肌入肝脏；B. 剑突下切面追踪垂直静脉干走行，显
示其入肝处五彩镶嵌血流束，提示有梗阻

第七步：胸骨上主动脉弓长轴切面（图2-8-21）。

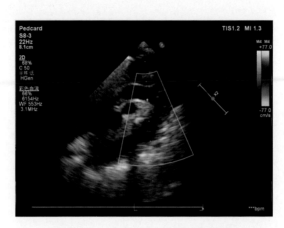

图2-8-21　胸骨上主动脉弓长轴切面
注：彩色多普勒超声显示主动脉弓降部无异常血流束

超声诊断：

先天性心脏病

  完全性肺静脉异位引流（心下型，入肝处垂直静脉梗阻）

  房间隔缺损（右向左分流）

  三尖瓣轻-中度反流

  重度肺动脉高压

【病例4】

  患儿，男，21天，因"咳嗽气促，口周发绀，氧饱和度80%～90%"就诊，采用"七步法"超声心动图步骤如下（动态图2-7）。

动态图2-7　完全性肺静脉异位引流（心上型）

第一步：胸骨旁左心室长轴切面。

二维超声及彩色多普勒显示右心室腔增大，室间隔完整，偏向左心室；左心室流出道通畅，主动脉瓣回声和开放正常。

第二步：胸骨旁大动脉短轴切面。

二维超声及彩色多普勒显示室间隔完整，右心室壁增厚，右心室流出道通畅，肺动脉瓣回声开放正常，左、右肺动脉分叉存在。

第三步：胸骨旁四腔心切面。

二维超声及彩色多普勒显示房室连接正常，二、三尖瓣开放活动佳；右心增大，右心室壁增厚；房间隔缺损，室间隔完整；左心偏小，左心房无肺静脉汇入。

第四步：胸骨旁五腔心切面。

二维超声及彩色多普勒显示右心室增大，室壁增厚，室间隔完整。

第五步：剑突下四腔心切面。

二维超声及彩色多普勒显示彩色多普勒显示房间隔回声中断处右向左蓝色分流。未见肺静脉回流入左心房。

第六步：剑突下两腔心切面。

二维超声及彩色多普勒显示左心房偏小，房间隔回声中断伴蓝色分流束；上腔静脉血流量增多。未见肺静脉回流入左心房。

第七步：胸骨上主动脉弓长轴切面。

二维超声及彩色多普勒显示主动脉弓降部未见明显狭窄，主动脉弓左侧红色垂直静脉血流。

超声诊断：

先天性心脏病

　　完全性肺静脉异位引流（心上型）

　　房间隔缺损（右向左分流）

　　肺动脉高压

（钱晶晶　叶菁菁）

第九节

主动脉弓缩窄

主动脉弓缩窄（aorta arch constriction）占先天性心血管畸形的1.1%～3.4%，缩窄多位于主动脉峡部及左锁骨下动脉远端，一般可分为导管前型（多见于新生儿和婴幼儿）和导管后型（多见年龄较大儿童或成人）。缩窄范围可较为局限（局部嵴样狭窄），亦可呈长段缩窄（管状缩窄）。

一、病理生理

主动脉缩窄的形成机制大多认为与胎儿期主动脉血流异常分布有关。在胚胎发育期，任何使主动脉峡部血流减少的心血管畸形均易发生主动脉缩窄。

早期，左心后负荷增加，左心室壁代偿性增厚，狭窄近心端血压增高，远端血压降低。晚期，左心失代偿，心力衰竭，肺动脉高压，右心增大。

导管前型主动脉弓缩窄为主动脉弓峡部的长段或局限性缩窄，一般缩窄范围较广泛，侧支血管可不丰富，大多合并动脉导管未闭，另可合并室间隔缺损、左心室流出道狭窄、主动脉瓣畸形、二尖瓣狭窄、房间隔缺损、右心室双出口等。导管后型患者动脉导管大多已闭合，缩窄范围也较局限，侧支血管丰富，很少合并心内畸形。

二、临床表现

主动脉弓缩窄患儿症状出现与年龄和是否合并心内其他畸形有关。大多表现为充血性心力衰竭症状，如气促、多汗、喂养困难。若主动脉缩窄程度较轻，未合并心内畸形，患儿多无症状或表现为头痛、头晕、耳鸣、眼花、气急、心悸、下肢发凉、易疲乏、间歇性跛行等症状。

心脏听诊可闻及奔马律及收缩期杂音、股动脉搏动减弱、消失。下肢皮肤较上肢略呈暗紫。大多在体检时发现上肢血压高于下肢，股动脉搏动减弱或消失。

三、影像学检查

1. **超声心动图**　主动脉弓降部缩窄的直接征象，详见本节病例。
2. **胸部X线片**　心影可正常或不同程度的增大。
3. **CTA及MRI**　能清晰显示主动脉弓缩窄的范围及程度，并能清晰显示侧支血管及动脉导管。
4. **心电图**　大多表现为左心室不同程度肥厚及劳损。

四、治疗

手术治疗（外科矫正或心内科球囊扩张）是彻底解除主动脉缩窄的根本方法。一般认为，缩窄两端的压力阶差超过30 mmHg就具备手术适应证。

五、典型病例

【病例1】

患儿，男，3月23天，因"咳嗽气促，喂养困难、下肢皮肤发绀"就诊，采用"七步法"超声心动图步骤如下。

第一步：胸骨旁左心室长轴切面（图2-9-1）。

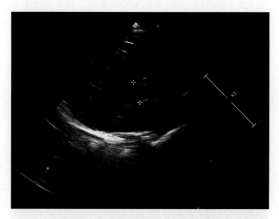

图2-9-1　胸骨旁左心室长轴切面

注：二维超声显示左心室增大，左心室壁增厚；室间隔完整，偏向右心室；左心室流出道通畅，主动脉瓣回声和开放正常

第二步：胸骨旁大动脉短轴切面（图2-9-2）。

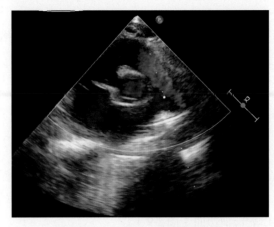

图2-9-2　胸骨旁大动脉短轴切面

注：室间隔完整，右心室壁无增厚，右心室流出道无狭窄，肺动脉瓣开放正常，彩色多普勒超声显示肺动脉内蓝色血流束

第三步：胸骨旁四腔心切面（图2-9-3）。

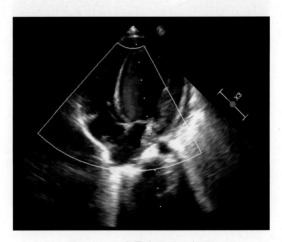

图2-9-3　胸骨旁四腔心切面

注：房室连接一致；左心室壁增厚，左心室腔增大，室间隔偏向右心室；彩色多普勒超声显示二尖瓣蓝色反流束

第四步：胸骨旁五腔心切面（图2-9-4）。

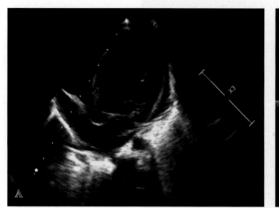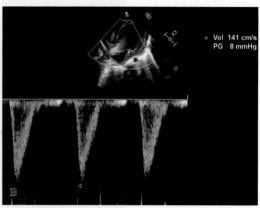

图2-9-4　胸骨旁五腔心切面

注：A. 二维超声显示左心室壁增厚，左心室腔增大，室间隔偏向右心室；B. 频谱多普勒超声显示左心室流出道及主动脉血流通畅，测量主动脉血流频谱，峰值流速为1.4 m/s；二尖瓣轻度反流

第五步：剑突下四腔心切面（图2-9-5）。

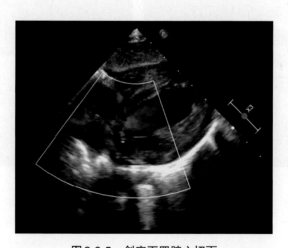

图2-9-5　剑突下四腔心切面

注：彩色多普勒超声显示左心室壁明显增厚，左心室增大；房间隔完整

第六步：剑突下两房心切面（图2-9-6）。

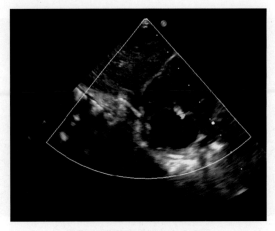

图2-9-6　剑突下两房心切面

注：彩色多普勒超声显示卵圆孔未闭处细小斜行红
色分流从左心房入右心房

第七步：胸骨上主动脉弓长轴切面（图2-9-7）。

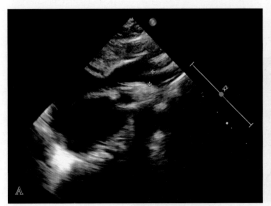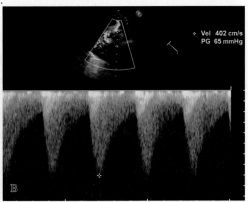

图2-9-7　胸骨上主动脉弓长轴切面

注：A. 二维超声显示左锁骨下动脉之前段主动脉弓直径偏小，左锁骨下动脉之后段主动脉弓峡部管状缩窄
伴缩窄后降主动脉扩张；B. 频谱多普勒显示，主动脉弓峡部缩窄处高速血流，峰值流速4.0 m/s

超声诊断：

先天性心脏病

　　主动脉弓缩窄（管状）

　　左心室壁增厚，左心室增大

　　卵圆孔未闭

　　二尖瓣轻度反流

　　三尖瓣轻度反流

【病例2】

患儿，男，1月龄。因"咳嗽、气喘，哭吵后发绀9天"就诊，采用"七步法"步骤如下。

第一步：胸骨旁左心室长轴切面（图2-9-8）。

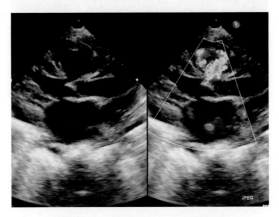

图2-9-8　胸骨旁左心室长轴切面

注：二维超声（左侧图）显示室间隔回声中断，彩色多普勒超声（右侧图）显示室间隔缺损处高速五彩血流信号；左心室壁稍增厚；左心房增大，主动脉瓣环及升主动脉偏细，右心室流出道室壁增厚

第二步：胸骨旁大动脉短轴切面（图2-9-9）。

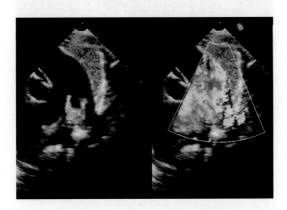

图2-9-9　胸骨旁大动脉短轴切面

注：二维超声（左侧图）显示右肺动脉、左肺动脉和动脉导管未闭（呈"三指征"），肺动脉总干扩张；彩色多普勒超声（右侧图）显示动脉导管血流信号呈蓝色（收缩期肺动脉血流经动脉导管入降主动脉，提示重度肺动脉高压）

第三步：胸骨旁四腔心切面（图2-9-10）。

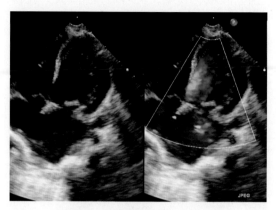

图2-9-10 胸骨旁四腔心切面

注：二维超声（左侧图）和彩色多普勒超声（右侧图）显示房室连接正常；左心增大，室壁稍增厚

第四步：胸骨旁五腔心切面（图2-9-11）。

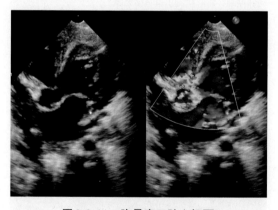

图2-9-11 胸骨旁五腔心切面

注：二维超声（左侧图）显示室间隔缺损；彩色多普勒超声（右侧图）显示心室水平红蓝双向血流信号

第五步：剑突下四腔心切面（图2-9-12）。

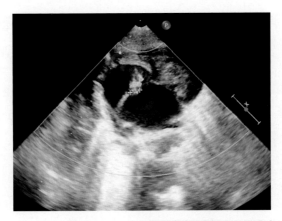

图2-9-12 剑突下四腔心切面
注：彩色多普勒超声显示房间隔水平红色血流束从
左心房入右心房

第六步：剑突下两房心切面（图2-9-13）。

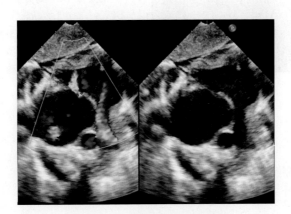

图2-9-13 剑突下两房心切面
注：彩色多普勒超声显示房间隔卵圆窝处斜行红色
血流束从左心房入右心房

第七步：胸骨上主动脉弓长轴切面（图2-9-14）。

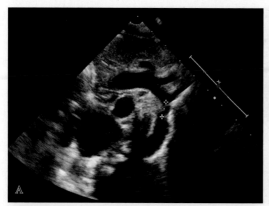

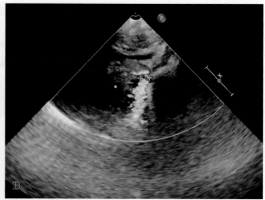

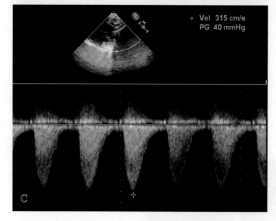

图2-9-14　胸骨上主动脉弓长轴切面

注：A. 胸骨上主动脉弓长轴切面二维超声显示，主动脉弓部偏细，峡部局部呈管状狭窄；B. 彩色多普勒超声显示，主动脉弓降部高速五彩血流束；C. 连续多普勒超声测量降主动脉高速血流速度，峰值流速3.15 m/s

超声诊断：

先天性心脏病

　　主动脉弓降部缩窄（管状）

　　主动脉瓣环及升主动脉偏细

　　室间隔缺损

　　动脉导管未闭

　　卵圆孔未闭

　　二尖瓣轻度反流

　　三尖瓣轻度反流

　　重度肺动脉高压

【病例3】

患儿，男，4岁。因"咳嗽气促，发现心脏杂音"就诊，采用"七步法"步骤如下。

第一步：胸骨旁左心室长轴切面（图2-9-15）。

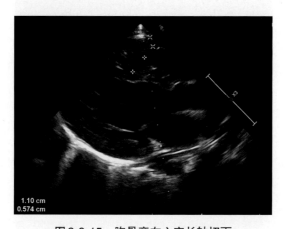

图2-9-15　胸骨旁左心室长轴切面

注：二维超声显示左、右心室壁增厚，左心室增大

第二步：胸骨旁大动脉短轴切面（图2-9-16）。

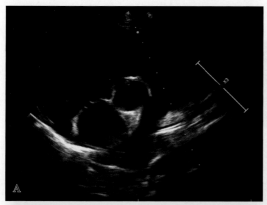

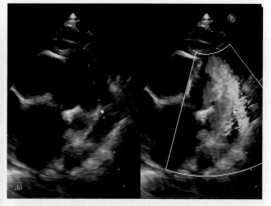

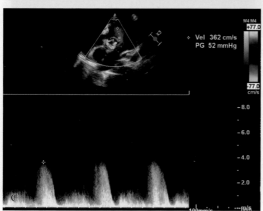

图2-9-16　胸骨旁大动脉短轴切面

注：A. 胸骨旁大动脉短轴切面二维超声显示，右心室流出道及肺动脉扩张；B. 胸骨旁大动脉短轴切面显示，肺动脉分叉处与降主动脉之间管道相通，彩色多普勒超声显示，蓝色血流信号从肺动脉入降主动脉，提示重度肺动脉高压；C. 胸骨旁大动脉短轴切面连续多普勒超声测量肺动脉瓣反流峰值流速，峰值流速为3.6 m/s，压差52 mmHg，提示重度肺动脉高压

第三步：胸骨旁四腔心切面（图2-9-17）。

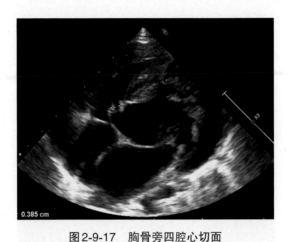

图2-9-17　胸骨旁四腔心切面

注：二维超声显示房室连接正常；心室壁增厚，膜
部偏流入道室间隔回声中断

第四步：胸骨旁五腔心切面（图2-9-18）。

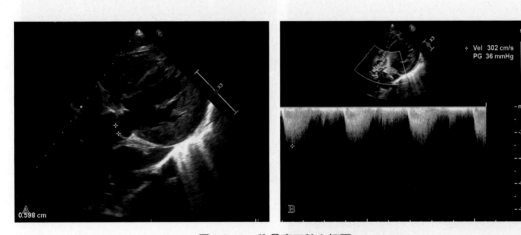

图2-9-18　胸骨旁五腔心切面

注：A. 二维超声显示心室壁增厚，左心室流出道未见明显狭窄，主动脉瓣回声增强，开放受限；B. 频谱多普勒超声显示，主动脉瓣上五彩高速血流信号，峰值流速3.0 m/s，压差36 mmHg

第五步：剑突下四腔心切面（图2-9-19）。

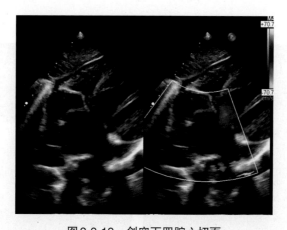

图2-9-19　剑突下四腔心切面

注：二维超声（左侧图）和彩色多普勒超声（右侧图）显示左心室壁增厚，房间隔完整

第六步：剑突下两房心切面（图2-9-20）。

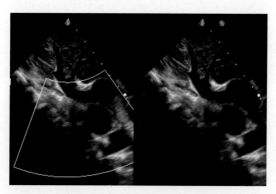

图2-9-20　剑突下两房心切面

注：二维超声（右侧图）和彩色多普勒超声（左侧图）显示房间隔完整，上、下腔静脉入右心房

第七步：胸骨上主动脉弓长轴切面（图2-9-21）。

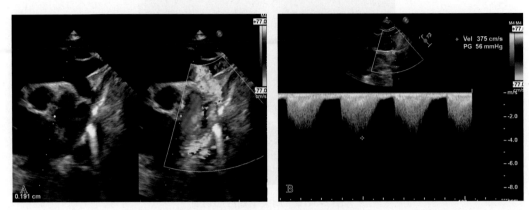

图2-9-21　胸骨上主动脉弓长轴切面

注：A. 二维超声显示主动脉弓峡部局部膜状物向管腔内突起，呈嵴样狭窄。彩色多普勒超声显示此处血流信号明显变细；B. 连续多普勒测量主动脉弓降部缩窄处峰值流速为3.75 m/s，压差56 mmHg

超声诊断：

先天性心脏病

 主动脉弓降部缩窄（膜状狭窄）

 主动脉瓣狭窄

 室间隔缺损

 动脉导管未闭

 肺动脉瓣轻度反流

 重度肺动脉高压

【病例4】

患儿，女，16天。因"心脏杂音"就诊，采用"七步法"步骤如下。

第一步：胸骨旁左心室长轴切面（图2-9-22）。

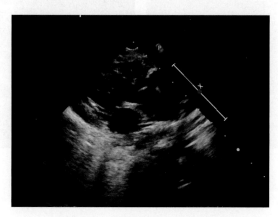

图2-9-22　胸骨旁左心室长轴切面

注：二维超声显示室间隔缺损，右心室壁肥厚；2支大动脉均发自于右心室，主动脉位于前方，肺动脉位于后方

第二步：胸骨旁大动脉短轴切面（图2-9-23）。

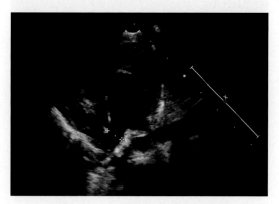

图2-9-23　胸骨旁大动脉短轴切面

注：二维超声显示肺动脉及左、右肺动脉扩张

第三步：胸骨旁四腔心切面（图2-9-24）。

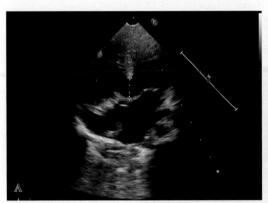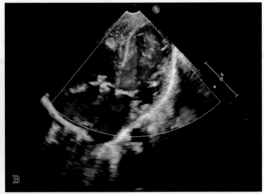

图2-9-24　胸骨旁四腔心切面

注：A. 二维超声显示房室连接一致，流入道型室间隔缺损，继发孔房间隔缺损；B. 彩色多普勒超声显示三尖瓣轻度反流

第四步：胸骨旁五腔心切面（图2-9-25）。

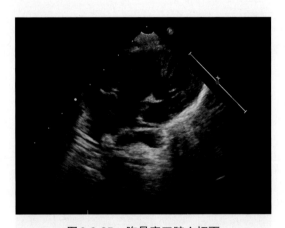

图2-9-25　胸骨旁五腔心切面

注：二维超声显示右心室增大；2支大动脉均发自于右心室，主动脉位于右侧，肺动脉位于左侧

第五步：剑突下四腔心切面（图2-9-26）。

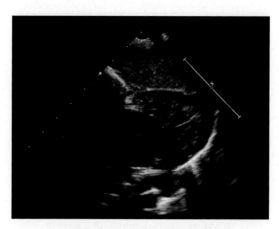

图2-9-26　剑突下四腔心切面
注：二维超声显示房间隔中部回声中断

第六步：剑突下两房心切面（图2-9-27）。

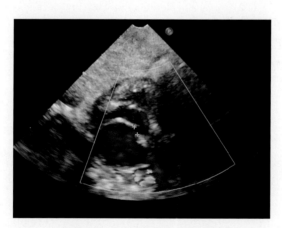

图2-9-27　剑突下两房心切面
　注：彩色多普勒超声显示房间隔中部回声中断处暗
淡红色血流束

第七步：胸骨上主动脉弓长轴切面（图2-9-28）。

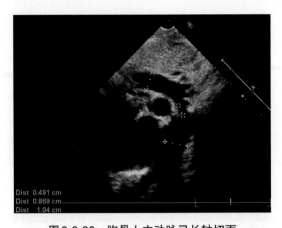

图2-9-28　胸骨上主动脉弓长轴切面

注：二维超声显示主动脉弓转角变大，主动脉弓峡部管状狭窄伴远端降主动脉扩张

超声诊断：

先天性心脏病

　　右心室双出口

　　主动脉弓降部缩窄（管状）

　　室间隔缺损（流入道型）

　　房间隔缺损

　　三尖瓣轻度反流

（宫　明　叶菁菁）

第十节

川　崎　病

川崎病（Kawasaki disease，KD）又称皮肤黏膜淋巴结综合征，是好发于婴幼儿常见的发热性疾病。男女之比为1.4∶1，好发于5岁以下儿童。该病病因不明确，表现为皮肤、淋巴结及全身中小血管炎症反应，并特异性累及冠状动脉，可引起缺血性心脏病。

一、病理生理

主要病变是全身性血管炎，易累及中等大小肌性动脉，以冠状动脉最常见，包括冠状动脉炎、冠状动脉扩张、冠状动脉瘤样改变，在疾病的任何阶段都可能出现冠状动脉内血栓。

1. **Ⅰ期（急性期）**　1～2周，其特点为微血管、小静脉、小动脉全层血管炎，中等及大动脉血管周围炎及全心炎。

2. **Ⅱ期（亚急性期）**　2～4周，以中等动脉全层血管炎为主，形成动脉瘤及血栓阻塞。

3. **Ⅲ期（恢复早期）**　4～7周，动脉的内膜层水肿增厚伴增殖，增厚达到最大；局部形成血栓及血栓脱落，严重者发生血管闭塞、心肌梗死。

4. **Ⅳ期（恢复晚期）**　7周之后可迁延数年，无扩张的冠状血管炎症逐渐消退，中等动脉血栓形成、梗阻，内膜增厚及瘢痕形成，局部血管内径逐渐恢复正常，局部冠状动脉栓塞或动脉瘤破裂，可导致急性心肌梗死或猝死，病死率为0.5%～1%。

二、临床表现

持续发热（超过5天），对抗生素治疗无效；结膜炎、结膜充血但无分泌物；口唇鲜红、干裂、口腔黏膜弥漫性充血；颈部淋巴结非化脓性肿大；四肢及躯干皮疹；肢端硬性水肿，手掌、足底发发红，恢复期肢端脱皮。川崎病根据临床表现诊断，患儿可为典型临床表现、不典型临床表现及不完全临床表现。

三、影像学检查

1. **超声心动图**　能直接显示右冠状动脉、左冠状动脉主干及分支的内径及血栓情况（详见本节病例）。

2. **浅表血管超声**　外周血管瘤样病变，心脏外其他脏器改变，如胆囊炎、髋关节滑膜炎等。

3. **冠状动脉CT造影和冠状动脉造影**　显示冠状动脉病变位置及侧支循环情况。

4. **心脏负荷试验**　主要用于冠状动脉严重病变者。

四、治疗

静脉注丙种球蛋白对川崎病治疗有效，临床表现迅速缓解，极少数为丙种球蛋白治疗不敏感者。

五、典型病例

【病例1】

患儿，男，3周岁9个月。因"外院确诊川崎病1周"就诊，采用"七步法"超声心动图步骤如下。

第一步：胸骨旁左心室长轴切面（图2-10-1）。

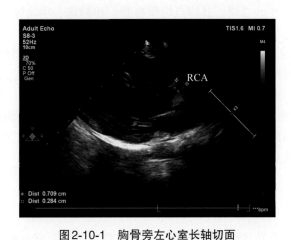

图2-10-1　胸骨旁左心室长轴切面

注：二维超声显示右冠状动脉（RCA）内径增宽，内未见明显异常回声

第二步：胸骨旁大动脉短轴切面（图2-10-2）。

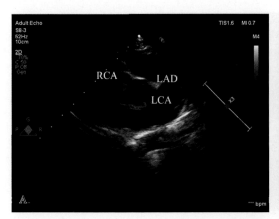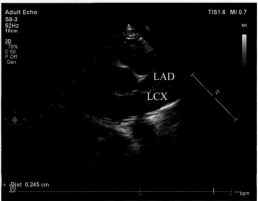

图2-10-2 胸骨旁大动脉短轴切面

注：胸骨旁大动脉短轴切面二维超声；A. 主动脉根部10点钟处可见右冠状动脉扩张；主动脉根部3点钟处可见左冠状动脉和左前降支均扩张；B. 胸骨旁大动脉短轴切面显示，左前降支和左回旋支扩张；LAD. 左前降支；LCX. 左回旋支；RCA. 右冠状动脉；LCA. 左冠状动脉

第三步：胸骨旁四腔心切面（图2-10-3）。

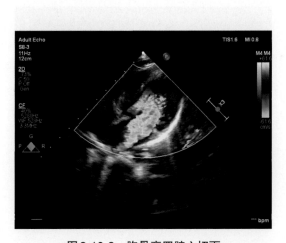

图2-10-3 胸骨旁四腔心切面

注：房室连接正常；彩色多普勒超声显示舒张期红色五彩血流从左心房到右心室

第四步：胸骨旁五腔心切面（图2-10-4）。

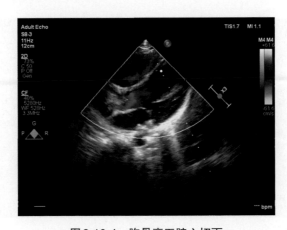

图2-10-4　胸骨旁五腔心切面

注：彩色多普勒超声显示左心室流出道及升主动脉
通畅，室间隔完整

第五步：剑突下四腔心切面（图2-10-5）。

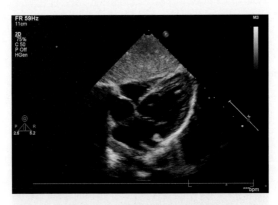

图2-10-5　剑突下四腔心切面

注：二维超声显示房间隔完整，可见肺静脉入左心房

第六步：剑突下两房心切面（图2-10-6）。

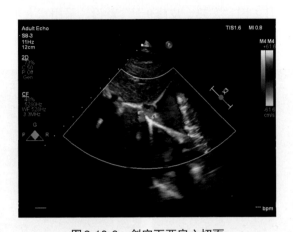

图2-10-6　剑突下两房心切面
注：彩色多普勒超声显示房间隔完整，上下腔静脉
回流入右心房

第七步：胸骨上主动脉弓长轴切面（图2-10-7）。

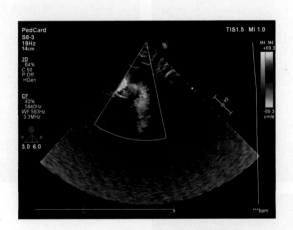

图2-10-7　胸骨上主动脉弓长轴切面
注：彩色多普勒超声显示升主动脉和降主动脉内径
及流速未见明显异常

超声诊断：
左、右冠状动脉扩张

【病例2】

患儿，男，1岁9个月。因"发热、皮疹9天"就诊，采用"七步法"步骤如下。

第一步：胸骨旁左心室长轴切面（图2-10-8）。

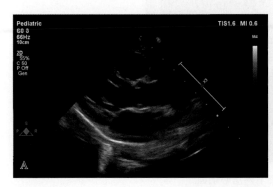
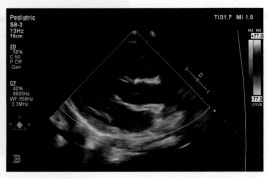

图2-10-8　胸骨旁左心室长轴切面

注：二维超声（A图）和彩色多普勒超声（B图）显示室间隔完整，心室腔大小形态正常，左心室流入道及流出道通畅

第二步：胸骨旁大动脉短轴切面（图2-10-9）。

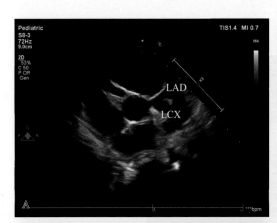
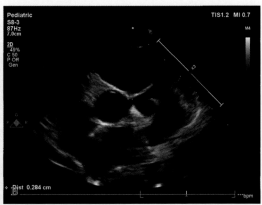

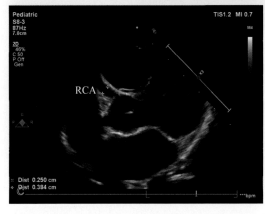

图2-10-9　胸骨旁大动脉短轴切面

注：胸骨旁大动脉短轴切面二维超声；A. 显示左冠状动脉及其分支与右冠状动脉扩张，管壁回声稍增强，管腔内未见明显异常团块回声；B. 左冠状动脉、前降支及回旋支均扩张；C. 胸骨旁大动脉短轴可见右冠状动脉扩张，管壁回声稍增强，管腔内未见明显异常团块回声；LAD. 前降支；LCX. 左回旋支；RCA. 右冠状动脉

第三步：胸骨旁四腔心切面（图2-10-10）。

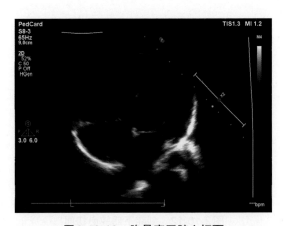

图2-10-10　胸骨旁四腔心切面
注：二维超声显示房室连接正常；二、三尖瓣形态
及回声正常

第四步：胸骨旁五腔心切面（图2-10-11）。

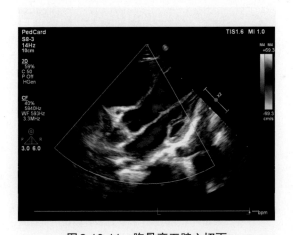

图2-10-11　胸骨旁五腔心切面
注：彩色多普勒超声显示左心室流出道及升主动脉
内蓝色血流束

第五步：剑突下四腔心切面（图2-10-12）。

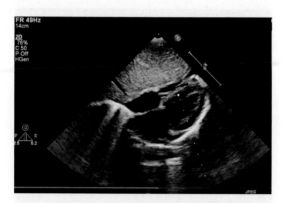

图2-10-12　剑突下四腔心切面

注：二维超声显示房间隔完整、肺静脉入左心房

第六步：剑突下两房心切面（图2-10-13）。

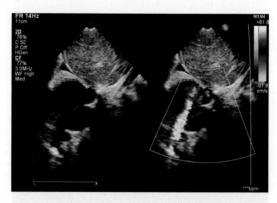

图2-10-13　剑突下两房心切面

注：二维超声（左侧图）和彩色多普勒超声（右侧图）显示房间隔完整，上下腔静脉回流入右心房

第七步：胸骨上主动脉弓长轴切面（图2-10-14）。

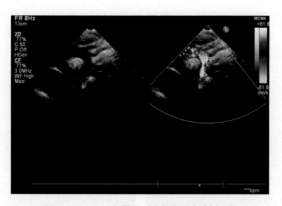

图2-10-14　胸骨上主动脉弓长轴切面

注：二维超声（左侧图）和彩色多普勒超声（右侧图）显示升主动脉和降主动脉内径及流速未见明显异常

超声诊断：

左、右冠状动脉扩张

【病例3】

患儿，女，8个月，因"发热8天"就诊，采用"七步法"步骤如下。

第一步：胸骨旁左心室长轴切面（图2-10-15）。

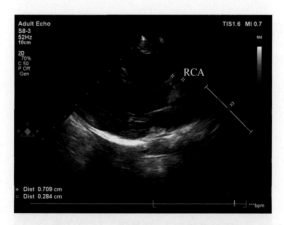

图2-10-15　胸骨旁左心室长轴切面

注：二维超声显示右冠状动脉内径增宽，管壁回声稍增强；RCA. 右冠状动脉

第二步：胸骨旁大动脉短轴切面（图2-10-16）。

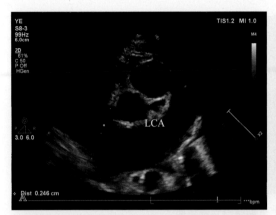
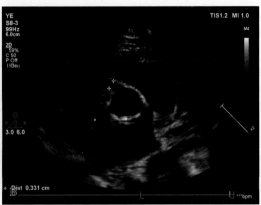
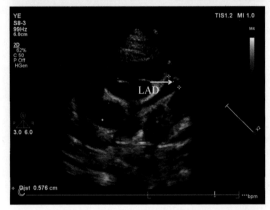

图2-10-16 胸骨旁大动脉短轴切面

注：胸骨旁大动脉短轴切面二维超声；A. 左冠状动脉、左前降支、回旋支均稍扩张；B. 右冠状动脉扩张；C. 左前降支稍远端明显扩张，内可见新鲜血栓（回声低），箭头所指为血栓；LCA. 左冠状动脉；LAD. 左前降支

第三步：胸骨旁四腔心切面（图2-10-17）。

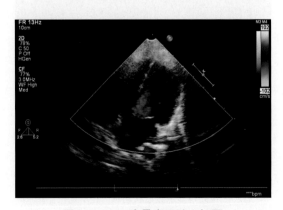

图2-10-17 胸骨旁四腔心切面

注：彩色多普勒超声显示房室连接正常，房室瓣回声、形态可

第四步：胸骨旁五腔心切面（图2-10-18）。

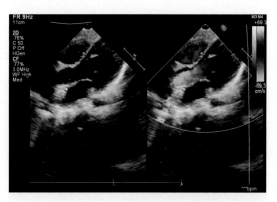

图2-10-18　胸骨旁五腔心切面

注：二维超声（左侧图）和彩色多普勒超声（右侧图）显示左心室流入道及流出道、升主动脉通畅，室间隔完整

第五步：剑突下四腔心切面（图2-10-19）。

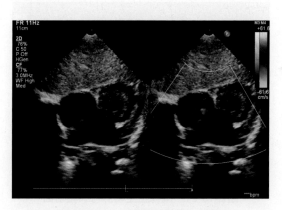

图2-10-19　剑突下四腔心切面

注：二维超声（左侧图）和彩色多普勒超声（右侧图）显示房间隔完整，肺静脉入左心房

第六步：剑突下两房心切面（图2-10-20）。

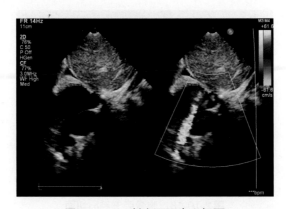

图2-10-20　剑突下两房心切面

注：二维超声（左侧图）和彩色多普勒超声（右侧图）显示房间隔完整，上、下腔静脉回流入右心房

第七步：胸骨上主动脉弓长轴切面（图2-10-21）。

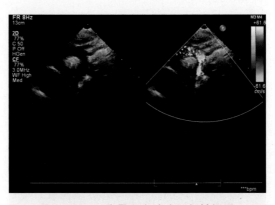

图2-10-21　胸骨上主动脉弓长轴切面

注：二维超声（左侧图）和彩色多普勒超声（右侧图）显示升主动脉、降主动脉内径及流速未见明显异常

超声诊断：

左、右冠状动脉扩张

左前降支稍远端血栓形成

（宋春泽　俞　劲）

小儿先天性心脏病超声七步筛查法

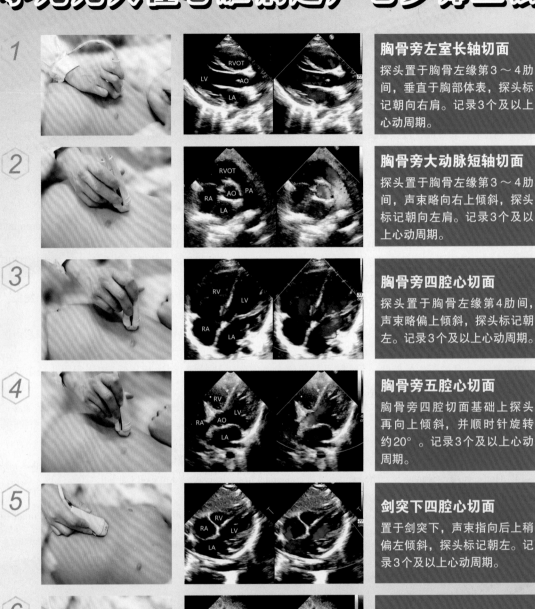

1 胸骨旁左室长轴切面
探头置于胸骨左缘第3～4肋间，垂直于胸部体表，探头标记朝向右肩。记录3个及以上心动周期。

2 胸骨旁大动脉短轴切面
探头置于胸骨左缘第3～4肋间，声束略向右上倾斜，探头标记朝向左肩。记录3个及以上心动周期。

3 胸骨旁四腔心切面
探头置于胸骨左缘第4肋间，声束略偏上倾斜，探头标记朝左。记录3个及以上心动周期。

4 胸骨旁五腔心切面
胸骨旁四腔切面基础上探头再向上倾斜，并顺时针旋转约20°。记录3个及以上心动周期。

5 剑突下四腔心切面
置于剑突下，声束指向后上稍偏左倾斜，探头标记朝左。记录3个及以上心动周期。

6 剑突下两房心切面
探头置于剑突下，声束指向后上稍偏右倾斜，探头标记朝上。记录3个及以上心动周期。

7 胸骨上主动脉弓长轴切面
头向后仰，探头置于胸骨上窝，指向左后下方，探头标记朝左上。记录3个及以上心动周期。

如有条件及需要，请行经皮血氧饱和度监测
此图仅供先心病超声筛查参考使用，不足之处敬请指正

参 考 文 献

[1] 黄国英. 小儿超声心动图学. 上海：上海科学技术出版社，2015.

[2] 中村宪司. 心脏超声精细讲解. 北京：科学出版社，2018.

[3] 刘建君，郭燕丽，段灵敏，等. 超声心动图诊断胎儿肺动脉狭窄的产前及产后对照分析. 第三军医大学学报，2017，39（12）：1268-1274.

[4] 陈树宝. 先天性心脏病影像诊断. 北京：人民卫生出版社，2004.

[5] 史爱国. 综述小儿肺动脉狭窄的治疗方法及其进展. 中华护理学会第3届全国男护士发展论坛论文集，2018：254-257.

[6] Paul MH. Complete transposition of the great arteries. In：Moss' heart disease in infants， children and adolescents. Edited by Adams FH， 4 th ed. Williams， Baltimore， 1989：131-149.

[7] 孙斌，宓亚平，陈伟达. 超声心动图在婴幼儿完全性大动脉转位诊断和治疗中的应用. 中国临床医学，2000，7（2）：151-152.

[8] 陈基强，史丽雅，张源祥. 经胸超声心动图诊断完全型大动脉转位的临床价值. 当代医学，2012，34：32-33.

[9] 宇光，叶军，葛贻珑，等. 超声心动图评估室间隔完整合并体-肺侧支形成肺动脉闭锁. 中国超声医学杂志，2017，33（6）：512-514.

[10] 李虹，李渝芬，吴桂萍，等. 肺动脉闭锁合并室间隔缺损104例诊断分析. 中国实用儿科杂志，2004，19（9）：541-542.

[11] 吴明君，董丽楠，刘畅等. 超声心动图多切面综合评估肺动脉闭锁的诊断价值. 中国超声医学杂志，2019，35（7）：594-596.

[12] 夏焙，吴瑛. 小儿超声诊断学. 北京：人民卫生出版社，2001.

[13] 丁文祥，苏肇伉. 现代小儿心脏外科学. 济南：山东科学技术出版社，2013.

[14] Hoffman JIE， Kaplan S. The incidence of congenital heart disease. J Am Coll Cardiol，2002，39（12）：1890-1900.

[15] Warnes CA， Williams RG， Bashore TM， et al. ACC/AHA 2008 guidelines for the management of adultswith congenital heart disease.J Am Coll Cardiol，2008，52（23）：e1-e21.